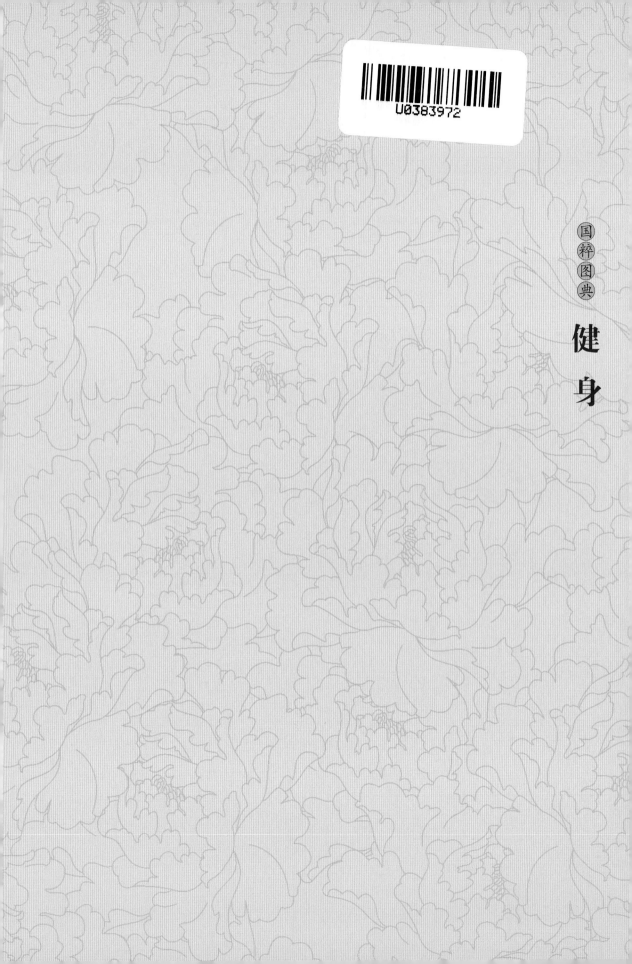

国粹图典

健 身

国粹图典 健身

龙 云 编著

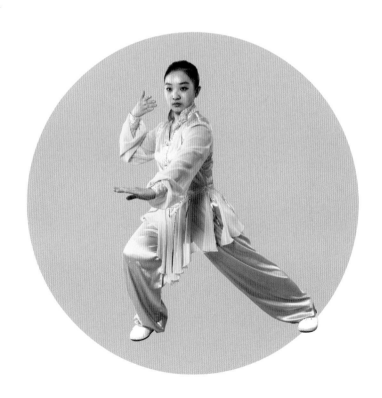

中国画报出版社·北京

图书在版编目（ＣＩＰ）数据

健身 / 龙云编著. -- 北京 ： 中国画报出版社，
2016.9
　（国粹图典）
　ISBN 978-7-5146-1363-6

　Ⅰ．①健… Ⅱ．①龙… Ⅲ．①健身运动－中国－古代
－图集 Ⅳ．①R161.1-64

中国版本图书馆CIP数据核字(2016)第224506号

国粹图典：健身

龙云　编著

出 版 人：于九涛

责任编辑：郭翠青

助理编辑：魏姗姗

责任印制：焦　洋

出版发行：中国画报出版社

　　　　（中国北京市海淀区车公庄西路33号　　邮编：100048）

开　本：16开（787mm×1092mm）

印　张：11

字　数：169千字

版　次：2016年9月第1版　　　2016年9月第1次印刷

印　刷：北京博海升彩色印刷有限公司

定　价：35.00元

总编室兼传真：010-88417359　　版权部：010-88417359

发行部：010-68469781　　010-68414683（传真）

前言

　　中国传统健身作为一种文化现象有着数千年的历史，是中国先民在与大自然、自身疾病做斗争的过程中逐渐积累、沉淀、流传下来的，极富中国特色，在世界传统健身文化中占有重要的一席之地。

　　健康与长寿历来是人们向往和追求的目标，而实现它的手段则是健身。自古以来，中国传统的健康理论与实践无处不以古代哲学和中医基本理论为底蕴，愈发显得博大精深，也为中华民族的繁衍、昌盛和人类的保健事业做出了巨大的贡献。

　　本书分为上、下两篇，上篇主要叙述古代的一些养生名人，介绍他们的健康思想、宜养之地及相关著作等，糅合儒、道、佛及诸子百家的思想精华，诠释中国传统养生的众多方法。下篇主要介绍各种具有代表性的传统健身功法，再现了古代健身的精髓，以弘扬中华文化，帮助现代人达到强身健体、延年益寿的保健目的。

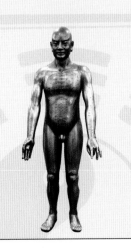

目录

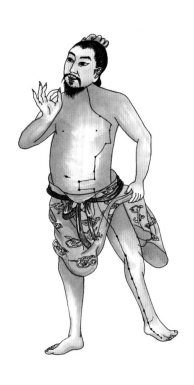

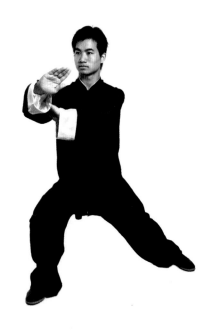

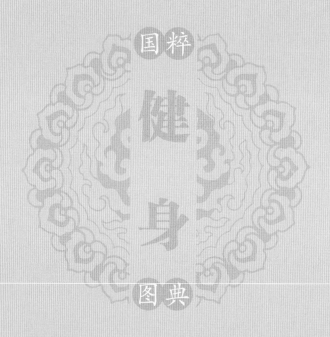

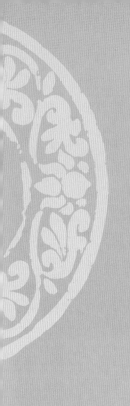

上

最懂健康的中国古人

在人类漫长的发展进程中，人们始终向往和追求健康、长寿。中国
传统健康文化历史悠久，博大精深，汇集了人们健身、防病的众多方法，
融汇了儒、道、佛及诸子百家的思想精华。古人总结和积累下来的健康、
长寿的理论和实践经验是珍贵的文化财富。

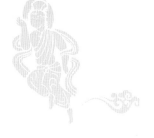

伏羲，又叫宓羲、庖牺、太昊等，姓风，是中华民族的人文始祖、中国医药鼻祖之一。相传，他六千年前生于成纪（今甘肃天水），都于宛丘（今河南淮阳）。

伏羲对人类的贡献非常大，不仅掀开了华夏文明的历史序幕，还创造了伟大、不朽的中华文化。他定姓氏，建立了嫁娶制度，使人类的智力和体质得以发展。在医药保健方面，他创立八卦，为后世易学的发展奠定了基础。他首次提出了阴阳这一概念，成为中医学保健疗疾的根本。另外，在《帝王世纪》中有伏羲"味百药而制九针"的记载，所以他一直被我国医界尊奉为医药学、针灸学的始祖。后人为了纪念他的丰功伟绩，用"太昊伏羲"来赞誉他，意为伏羲功德无量，与日月同辉。

◆ 反对乱婚，提升体质

在氏族社会早期，人类不存在婚姻制度。那时有男女之别，却无夫妇之制和家庭生活，大家混在一起过着最原始的群婚生活。到了伏羲时代，原始畜牧业迅速发展，人类处于一片和睦太平的景象中。不过，有一现象让伏羲苦恼不已，那就是出生的婴儿中常有畸形、智障或早夭现象。

聪明的伏羲经过细心观察和苦思冥想，终于找到了问题的根源——这应该与当时存在的男女群婚、乱婚现象有关。所以他想出一个解决办法，即制定嫁娶制度，实行男女对偶制。唐朝司马贞《三

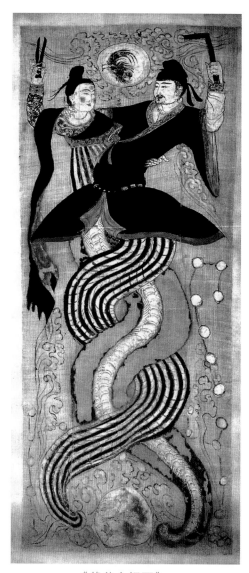

《伏羲女娲图》

皇本纪》称伏羲"制嫁娶,以俪皮为礼"。俪皮礼应该算作最早的婚姻证明。结婚的两人各持一张鹿皮的一半,代表他们是一个家庭。同时,伏羲也反对近亲结婚,认为近亲结婚对繁衍健康的后代不利,为此,他还定了姓氏,以防止乱婚和近婚。伏羲的这一婚姻变革最终使人类的体质和智力都有了一个质的飞跃,同时使中华民族实现了从愚昧向文明的跨越。

伏羲对人类的贡献

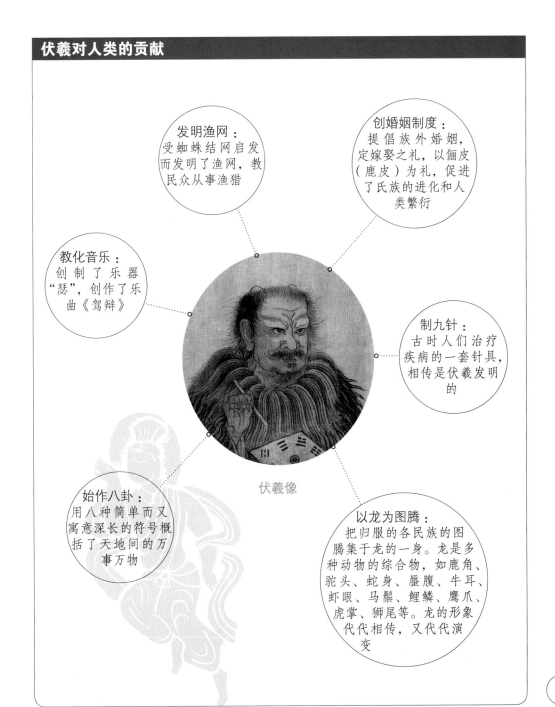

发明渔网:
受蜘蛛结网启发而发明了渔网,教民众从事渔猎

创婚姻制度:
提倡族外婚姻,定嫁娶之礼,以俪皮(鹿皮)为礼,促进了氏族的进化和人类繁衍

教化音乐:
创制了乐器"瑟",创作了乐曲《驾辩》

制九针:
古时人们治疗疾病的一套针具,相传是伏羲发明的

始作八卦:
用八种简单而又寓意深长的符号概括了天地间的万事万物

伏羲像

以龙为图腾:
把归服的各民族的图腾集于龙的一身。龙是多种动物的综合物,如鹿角、驼头、蛇身、蜃腹、牛耳、虾眼、马鬃、鲤鳞、鹰爪、虎掌、狮尾等。龙的形象代代相传,又代代演变

始作八卦，初分阴阳

古人起初是用结绳来记事的。伏羲认为结绳记事很繁复又不科学，就想寻找一种替代方法。有一次，他在葫芦河边的沙滩上用树枝在沙土上画画，在卦台山上用圭尺量太阳影子的长短。受此启发，他认为可以把结绳所表示的"点"与"画"用"——"与"—"的划痕来代替。他试着在木片、石板或者羊皮上刻画出一组又一组新符号，并用这样的符号组合取代了原来的结绳记事之法。

伏羲运用这些符号组合始画八卦，首次将万物分为阴阳两仪，以两仪又分四象，四象又生八卦，而阴阳两仪又顺逆变化演绎之学说，在中华民族文化史上是一大创举，在世界文化史上也属罕见，它是奠定中国乃至东方文化思想的一块重要基石。

《伏羲八卦次序》横图

伏羲最先画出的是《伏羲八卦次序》

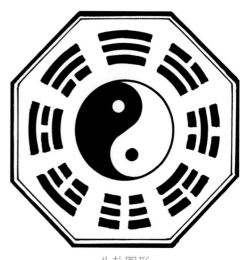

八卦图形

横图，其意是说："易有太极，是生两仪，两仪生四象，四象生八卦。""太极"是指宇宙原始混沌状态的本样，"两仪"是指阴阳二气。"两仪生四象"就是从阴阳的矛盾运动中产生出"太阳""少阴""少阳""太阴"四种物质形态。

八卦的方位

伏羲不仅规定了八卦的次序，还画出了八卦的方位。在八卦中，乾（三）为

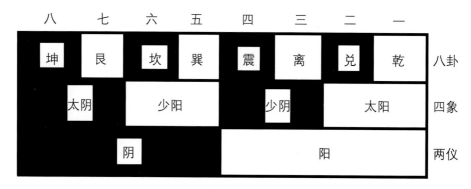

伏羲八卦次序横图

天，坤（☷）为地，"天地定位"，所以乾卦在上面，坤卦在下面。艮（☶）代表山，兑（☱）代表泽，"山泽通气"，所以兑在东南，艮在西北，二者互相对应，互相通气。震（☳）代表雷，巽（☴）代表风，"雷风相搏"，所以，震在东北，巽在西南，也是对立统一。坎（☵）代表水，离（☲）代表火，"水火不相射"，所以离在东，坎在西。中间是太极，这意味着太极生两仪，两仪生四象，四象生八卦，乾、坤、艮、兑、震、巽、坎、离这八卦都是从太极分化出来的。太极是宇宙的原始混沌状态。

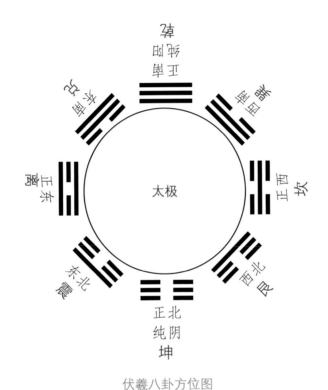

伏羲八卦方位图

画卦台

　　伏羲做八卦的地点目前较权威的说法有两处，一处在河南上蔡县，相传伏羲仰观天文、俯察地理，审视了世界的万事万物之后，便在这里画出了举世闻名的八卦。这里的百姓祖祖辈辈保护着这个画卦台，传颂着这个古老的传说。另一处在甘肃渭源县，这是一处奇特的山水，几乎令人难以置信。远山如同人工安置一般整齐地环绕卦台山，形成一个巨大无比的圆形盆地，一条大河呈S形从盆地中央穿过，正好将盆地分成均匀的两片，这样，这个圆形盆地就变成了世界上最大的太极图。而卦台山则不偏不倚，恰好坐落在这个圆心之上。

伏羲为王时，黄河上出现了一只类似龙马的怪物，它有马的身体、龙的鳞甲、凤凰的翅膀，身上有黑白斑点，全然成数：下身一个白点、六个黑点；上身七个白点、两个黑点；左身三个白点、八个黑点；右身九个白点、四个黑点；中首五个白点、十个黑点。

《周易·系辞上》有这样的解释："天一地二，天三地四，天五地六，天七地八，天九地十。天数五，地数五，五位相得而各有合。天数二十有五，地数三十，凡天地之数，五十有五，此所以成变化而行鬼神也。"从这些文字可以看出，这个图是用数的变化来说明阴阳、天地、四时、五行之变化的。白斑点代表阳，黑斑点代表阴。奇数一、三、五、七、九为天数，代表阳。偶数二、四、六、八、十为地数，代表阴。天数相加，总和为二十五；地数相加，总和是三十；天地数之和是五十五。古人认为这些数的运动变化代表着天运地载、天阳地阴的奥秘。这就是今世的河图。

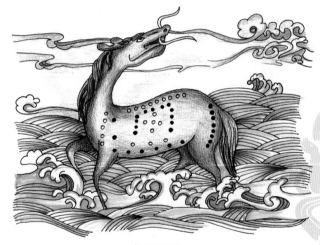

龙马河图

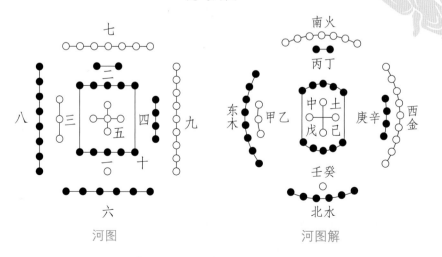

河图　　　　　河图解

　　洛书，又称龟书，其图案是一个乌龟壳的形状，其传说也跟乌龟有关。相传有一只神龟从洛水中负文而出，它的背上有数至九。古代有一首歌是这样描述它的："戴九履一，左三右七，二四为肩，六八为足。"头上是九，下面是一，左边是三，右边是七，这些都是阳数，是白点，占了四方；另外四个角，上面右角是两点，左角是四点，如同在肩膀上，下面右角是六点，左角是八点，像两只足，为阴数，是黑点，五则居中。

　　古人认为洛书蕴含着阴阳变化的规律。在《易经》里，一阴一阳为两仪，两仪生四象（太阳、少阴、少阳、太阴）。少阳、少阴之和是十五。阳运动意味着气的增长，从"七"变为"九"；阴运动意味着气的消减，从"八"变为"六"，二者相加，仍为十五。在洛书里，四个正边和四个对角线之和都是十五。所以圣人在研究宇宙一统的"太一"之道时，就取洛书之数作为九宫运行的依据。

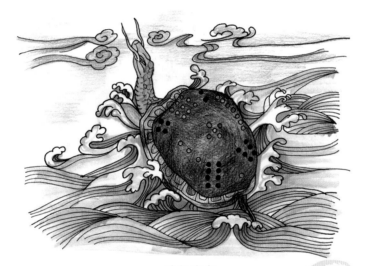

神龟洛书

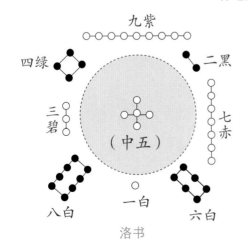

洛书

4	9	2
3	5	7
8	1	6

九宫格

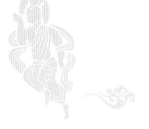

◆黄帝

国粹
图典

健身

黄帝，姓公孙，名轩辕，是中华民族的始祖。

相传五千年前，黄帝联合炎帝，战胜蚩尤、统一中原部落后，融合黄河中下游直至长江、珠江流域的众多部落，建立了中华民族的前身——华夏族。黄帝率领先民始制衣冠、造舟车、养蚕桑、创文字、建医学、定算数、发明指南车……由此结束蛮荒混沌，开创了中华民族五千年文明。

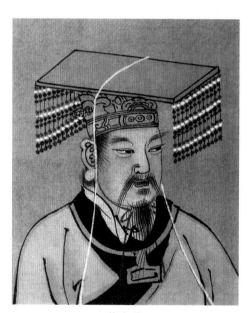

黄帝像

◆《黄帝内经》

《黄帝内经》是我国最早的一部医学理论著作，所论主题包括生命规律、健康、防病治病、养生长寿等诸多方面，具体阐发了对脏腑生理病理的认识，包括经络学说，精、气、神、血、津液问题，有关自然季候变化与人体的关系问题，有关诊法、治法、针灸问题，以及全面运用阴阳五行学说观察、分析人体等各方面的理论，具有相当的科学性。它奠定了中医的基理，也奠定了养生学的自然科学基础。

《黄帝内经》字数繁多，分为《素问》和《灵枢》两大部分，每部分又各有九卷，而每一卷中又各有九篇，合计一百六十二篇。各篇的字数不等，少则数百字，多则数千字。但内文虽长而不繁，语言流畅，通俗易懂，所论深入浅出，论点明确，说理充分。

《黄帝内经》并非黄帝所著，也非一人所作，它是假托黄帝之名由无数医学家和哲学家共同创作完成的，经历了自战国到两汉的数百年才得以完成。

◆经络能决生死，处百病

经络，是经脉和络脉的总称，是人体运行气血、联络脏腑形体官窍，沟通内外上下，感应传导信息的通路系统，是人体结构的重要组成部分，包括十二正经和奇经八脉。

经络对于人体非常重要。首先，通过经络的联结，脏腑与外周肢节，脏腑与官窍、脏腑之间、经脉之间都有密切的沟通联络，使身体成为一个不可分割的整体，这也是中医养生、治病整体观的基础；其次，经络是人体内气血运行的通道，具有运行气血的作用；再则，经络系统对各种刺激具有感应和传导作用，如脏腑组织正常功能活动遭到破坏而发生病变时，可通过经络反映病症，艾灸、按摩、推拿等刺激就是经络对治疗的感应传导作用的体现。另外，遭遇外邪入侵时，经络也会成为传导疾病的中介。所以《灵枢·经脉》记载："经脉者，所以能决生死，处百病，调虚实，不可不通。"可见，经络通畅与否是养生保健的关键。

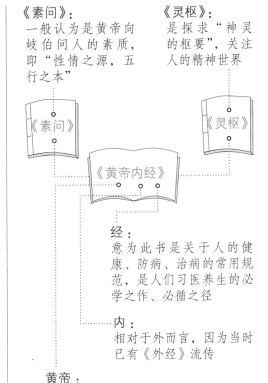

《素问》：
一般认为是黄帝向岐伯问人的素质，即"性情之源，五行之本"

《灵枢》：
是探求"神灵的枢要"，关注人的精神世界

《素问》

《灵枢》

《黄帝内经》

经：
意为此书是关于人的健康、防病、治病的常用规范，是人们习医养生的必学之作、必循之径

内：
相对于外而言，因为当时已有《外经》流传

黄帝：
黄帝是中华民族的始祖，用祖先的话来说理，有一种可信而神圣之意，所以人们纷纷假托"黄帝"之名著书立说

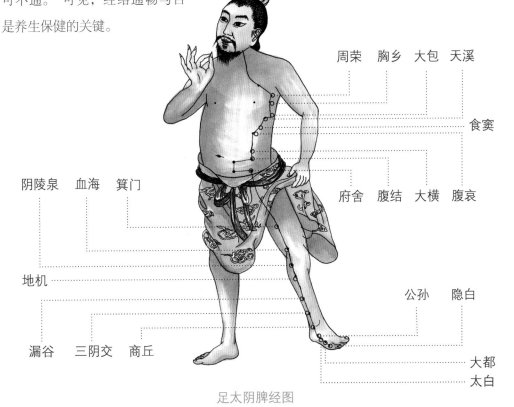

周荣　胸乡　大包　天溪

食窦

府舍　腹结　大横　腹哀

阴陵泉　血海　箕门

地机

公孙　隐白

漏谷　三阴交　商丘

大都

太白

足太阴脾经图

十二经脉的特点及作用

名称	特点	作用
手太阴肺经	肺者，相傅之官，治节出焉。	气血运行的枢纽，有助于改善呼吸。
手阳明大肠经	大肠者，传道之官，变化出焉。	具有养阳、生津、通腑之效，是人体容颜常驻的法宝。
足阳明胃经	脾胃者，仓廪之官，五味出焉。	人的"后天之本"，是气血生化之源。
足太阴脾经	脾胃者，仓廪之官，五味出焉。	一条从脚走到头的经脉，是气血生化的源泉。
手少阴心经	心者，君主之官，神明出焉。	维持心脏功能的经脉，也是决定人之生死的命脉。
手太阳小肠经	小肠者，受盛之官，化物出焉。	心脏健康的晴雨表，可随时检测心脏的健康状况。
足太阳膀胱经	膀胱者，州都之官，津液藏焉，气化则能出矣。	有储存和排泄尿液的功能，是人体最大的排毒通道。
足少阴肾经	肾者，作强之官，伎巧出焉。	肾为先天之本，积聚着人体内的生命能量，是一条关乎人能否老当益壮、健康长寿的经脉。
手厥阴心包经	心包是心脏外面的一层包膜，有脉络附于上，合称心包络。	通过经络运行气血的作用与心发生联系，是心的保护神。
手少阳三焦经	三焦者，决渎之官，水道出焉。	主一身之气，是调气的一个通道。
足少阳胆经	胆者，中正之官，决断出焉。	胆经是身体循行路线最长的一条经络，是补足气血的能量站。
足厥阴肝经	肝者，将军之官，谋虑出焉。	肝主疏泄，是疏通畅达全身气机的关键。

奇经八脉的生理功能

名称	生理功能
督脉	调节阳经气血，总督一身之阳经，为"阳脉之海"；反映脑、髓、肾的功能。
任脉	调节阴经气血，总任一身之阴经，为"阴脉之海"；调节月经，妊养胎儿。
冲脉	调节十二经气血，故称"十二经之海""血海""五脏六腑之海"；与生殖功能有关。
带脉	约束纵行躯干的诸条经脉，固护胞胎，主司带下。
阴跷脉	主司下肢运动，司眼睑开合。
阳跷脉	
阴维脉	维络诸阴
阳维脉	维络诸阳

◆ 气血正平，长有天命

气血是人体生命的动力和源泉，它来源于水谷，生化于脏腑，作用于周身。气是推动和激发生命活力的基本物质，因为气在体内不停运动，才保证了各器官组织的正常活动。血液周流不息地循行于脉中，滋润着五脏六腑和四肢百骸，人才有正常的生命和精神活动。所以说，人有生命且健康长寿，气血起着极其重要的作用。

古人认为人要想健康，身体须表现为"平"或"正平"。正平，有平衡、平和之意。人的一生要经历生长、发育、壮大、衰老、死亡的过程，而每一过程都离不开气血的参与。气血平和是人体正常生理功能的标志。平和，是对气血运动的约束，是说气血要充足而不失调，也就是身体内要有丰厚的食粮，然后源源不断地供应给各脏腑组织，让它们吃饱喝好，有足够的力量努力工作，再源源不断地为身体化生气血。可见，气血与五脏的关系非常密切。

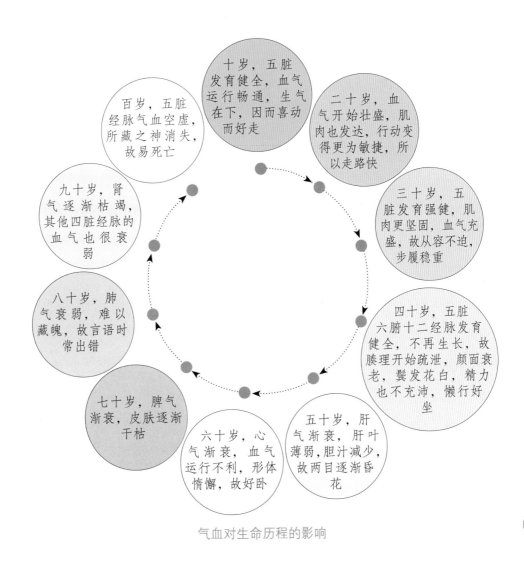

气血对生命历程的影响

肝：肝是调配气血的总调度
"人卧则血归于肝"，是说夜晚人休息了血液会在肝中集合。肝有两项非常重要的工作，一是清除血液中的毒素，二是行使调度职能，将新鲜、干净的血液公平合理地分配给各个脏腑组织，让它们更有力量发挥作用

心：心是血液循环的主控官
心对血液的循行有一个统领和主控的作用，表现在"心主血"和"心主脉"两个方面。
心主血：血液在体内正常运行，必须在心气的推动下才能实现。另外，血液要想正常运行，也离不开血液本身的充盈和脉道的通畅。
心主脉：由心脉构成的循环系统的生理功能由心来主控

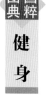

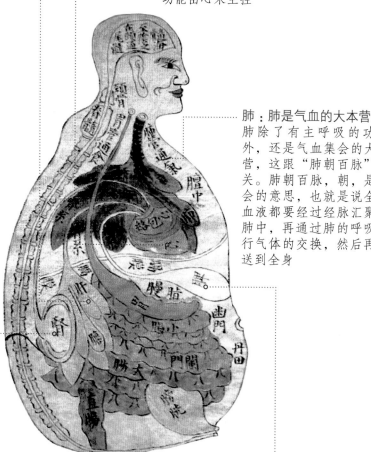

肺：肺是气血的大本营
肺除了有主呼吸的功能外，还是气血集会的大本营，这跟"肺朝百脉"有关。肺朝百脉，朝，是聚会的意思，也就是说全身血液都要经过经脉汇聚于肺中，再通过肺的呼吸进行气体的交换，然后再输送到全身

肾：肾是生血的根本
中医认为"生血根本在于肾"。肾中藏有人体最宝贵的东西——肾精。肾精是生血的根本，是气和血的前身。精生髓，精髓再化生血液。所以若先天禀赋不足、后天失养及房劳过度等均可引起肾虚，而肾虚则精少，精亏必然引起血虚

脾：脾是气血的加工厂
食物经过胃和小肠的消化吸收后，要靠脾的运化作用才能将水谷化为精微上输于肺，再由肺注入心脉，如此周折才化生了气血

◆ 彭祖

据古籍载，彭祖姓篯名铿，陆终氏第三子，封于彭城（今江苏徐州），所以称其为彭祖。彭祖晚年入蜀，定居在彭山县，以彭为姓氏，死后葬于彭亡山（今彭祖山）。彭祖是传说中高寿的典范，相传他自尧帝起，历夏、商两朝，寿约800多岁。

彭祖擅养生修炼，一是擅长补养导引之术；二是经常服用水桂、云母粉、麋鹿角等药物；三是安静少言；四是常闭气内息，危坐拭目，摩擦身体，舐唇咽唾，服气几十口。

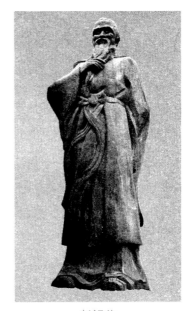

彭祖像

中华养生文化第一山：四川彭祖山

彭祖山古称彭亡山、彭女山、仙女山、彭蒙山，位于四川眉山彭山区东北部，海拔610米，垂直高差158米，是养生术创始人商朝大夫彭祖及其女儿修炼之地和陵寝之地，被尊为中华养生文化第一山。

彭祖山地势奇绝，布局神秘：周围群山环抱，中心孤峰兀起，山脉与穴地走向头尾交接，绵延起伏，恰似相拥而抱的阴阳二鱼，是一处举世无双的天下第一地——天然太极地。山上有中国气功鼻祖、寿星彭祖的墓冢，彭祖祠及彭祖炼丹洞等历史遗迹，有展示彭祖长寿三大秘诀的养生殿、采气场、雉羹馆。彭祖山稀有的原生态之美和自然朴素风情、源远流长的历史文化和美丽动人的民间传说、绿色健康的身心环境和丰富多样的旅游价值，获得了越来越多都市人的青睐。

◆ 天合

甲骨文文字是古人对现实的一种真实记录,是古人对事物最贴切的认知,简单的文字符号里深藏着古人的思想观念。

甲骨文中的"天"字实则是古人天人合一观念的表达。在甲骨文中,"天"是一个练功站桩的人,在人头上加一横,象征人头顶青天,表明天人合一。相传彭祖也参与了文字的发明创造,并融入了其养生观中天人相合的主张。后世流传下来的彭祖族徽符号和金文"天"字图就能说明这一点。

耳朵画在头的上方,突出了彭祖家族的生理特征——耳大。相传,彭祖家族耳大垂肩,跟他们长期修炼导引术有关。彭祖后裔老子的名字也叫"耳""聃""儋","聃""儋"都是耳大垂肩的意思

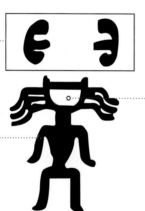

彭祖族徽符号

身体的动作是修炼导引术站桩功的姿势。在古文字字形中,"天"不是画成日月星辰,而是画成练站桩功的人,内有三脉贯通人体,外有三门:天门头顶心、地门脚底心、人门手掌心,这是人与天通的途径,表明了人天同元、人天同道,天是大宇宙,人是小宇宙

手下、足下各画了一个短横,代表气,表示人不仅可凭口鼻吹呴"呼吸"空气,还能通过肌肤,尤其是"三心"(天门头顶心、地门脚底心、人门手掌心)"呼吸"阴阳"元气"等能量,表示"内气外发,外气内收,人天交流"

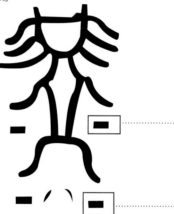

彭祖族徽符号

头部只画了口,口两侧画了一正一反(一阴一阳)两个"气"字,表示口不仅是服食(吃药饮食)养生的器官,与鼻一起也是导引养生中"吹呴呼吸"的关键器官

金文"天"字图

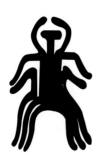

此金文"天"字是1966年在山西灵石村商墓中发现的,刻在一件铜器上。此"天"字为人形,头顶心、手掌心、脚底心都是开口而不封闭的,像通天地的"门"一样,反映了殷商彭祖天人合一的观念

◆ "制羹献尧" 的传说

"民以食为天"，饮食不仅是维持生命的物质基础，也是人类健康长寿的必要条件。饮食对身体健康的影响很大，这是因为"药食同源"，食物与药物一样也分四气五味，盲目食用或过度食用都会致病，而如果顺应食物的特性，则会有治病之效。"食养术"就是利用食物的这种特性而达到养生的目的。

"食养术"并非彭祖最早提及，但他却是身体力行、受益良多的一位。他通过日常服食水桂、云母粉、麋鹿角等药物达到养生的目的。但他却不建议其他人仿他而食，提出了饮食进补需"谨和五味""食欲有节"的食养观。

相传彭祖是利用食物治疗疾病的第一人，用"雉羹"治好了尧帝的厌食症。当年尧帝生了一种不吃东西的怪病，满朝文武一筹莫展。彭祖则为尧帝炖煮了"雉羹"，尧帝闻之就胃口大开，食后更是身心大悦，厌食之症离奇痊愈。由此，彭祖受尧帝封赏，受封之地为徐州。

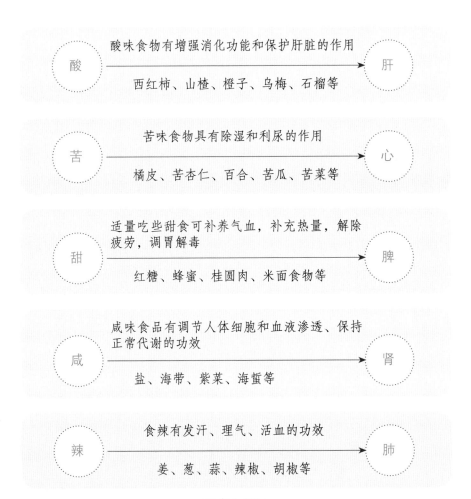

酸 —— 酸味食物有增强消化功能和保护肝脏的作用 —— 肝
西红柿、山楂、橙子、乌梅、石榴等

苦 —— 苦味食物具有除湿和利尿的作用 —— 心
橘皮、苦杏仁、百合、苦瓜、苦菜等

甜 —— 适量吃些甜食可补养气血，补充热量，解除疲劳，调胃解毒 —— 脾
红糖、蜂蜜、桂圆肉、米面食物等

咸 —— 咸味食品有调节人体细胞和血液渗透、保持正常代谢的功效 —— 肾
盐、海带、紫菜、海蜇等

辣 —— 食辣有发汗、理气、活血的功效 —— 肺
姜、葱、蒜、辣椒、胡椒等

五味功用图

"天下第一羹"的玄妙

　　"雉羹"是我国古代典籍中记载得最早的名馔，被誉为"天下第一羹"。"雉羹"因治好了尧帝的厌食症而为人所知，同时又是长寿老人彭祖创制和日常食用之食，所以民间很认可它的养生之妙。"雉羹"的配方很简单，只是野鸡与稷米同熬而成的一种汤羹类食物，养生玄妙也深藏在野鸡和稷米之中。明代李时珍《本草纲目》记载，野鸡和稷米都有和中益气、利胃益脾的功效，两者相合而煮，功效可见一斑。

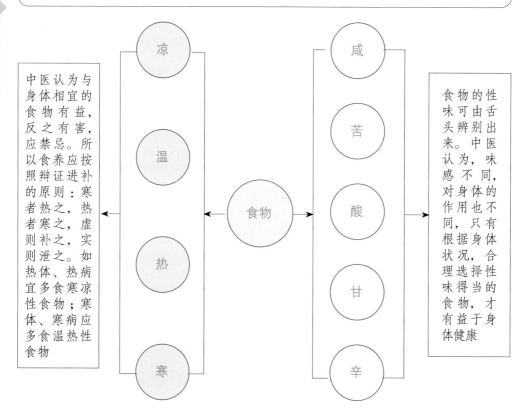

中医认为与身体相宜的食物有益，反之有害，应禁忌。所以食养应按照辩证进补的原则：寒者热之，热者寒之，虚则补之，实则泄之。如热体、热病宜多食寒凉性食物；寒体、寒病应多食温热性食物

凉
温
热
寒

食物

咸
苦
酸
甘
辛

食物的性味可由舌头辨别出来。中医认为，味感不同，对身体的作用也不同，只有根据身体状况，合理选择性味得当的食物，才有益于身体健康

◆ 彭祖导引十法

　　"导引"是"气功"的古称。导引包含气功，但不限于气功，主要是通过肢体运动、呼吸运动、意念运动以达到宣导气血、预防和治疗疾病的目的。

　　彭祖是导引的始祖，也是世界气功的始祖。早在《庄子·刻意》中就有这样的记载："吹响呼吸，吐故纳新，熊经鸟伸，为寿而已矣，此道（导）引之士，养形之人，彭祖寿考者之所好也。"

　　彭祖极其重视调气引导，认为"气"是生命之本，只有"气息得理"，才能"百病不生"。可见，彭祖得以长生，主要依靠行气引导。这套功法原载于宋《云笈七签》卷三十四，共有十式，每式均指出功效作用。

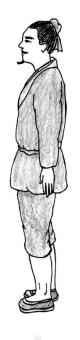

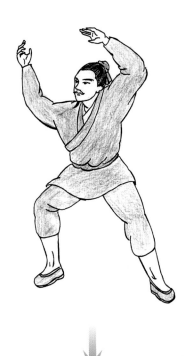

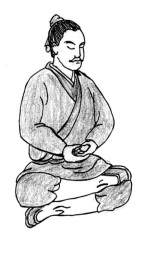

呼吸运动：导气

一种配合肢体运动的呼吸吐纳法，能调节气血运行

肢体运动：漱咽

舌抵上颚或用舌在口中搅动，当津液满生时再缓缓咽下。

引体。通过运动身体，达到导引治病的目的。

按摩。沿经络循行走向，对身体施行按、揉、拍、打等手法，以减轻或消除疼痛、憋闷等症。

叩齿。上下牙齿轻轻相扣，以发出声音为宜

意念运动：存想

一种"内视"功法，需存神收心。

意念："意守丹田"以排除杂念，收敛精神，使气血调和，阴阳平衡

导引的功用

1. 平衡阴阳：调节人体阴阳，盛则泄之，虚则补之，使其平衡。
2. 调和气血：能促进体内新旧气血的交换。
3. 疏通经络：能疏通经络，使之顺畅，就不易生病。
4. 培育真气：真气强的人抗病能力就强，导引有促消化、育真气的作用。
5. 扶正祛邪：体内有正邪两气，正气强的人不易生病。

第一式

卧时解衣铺被，伸腰闭目，约经五次自然呼吸的时间。作用为引肾气，去消渴，利阴阳。

第二式

坐起上半身，伸直两下肢，然后俯下身体，两手攀住两脚脚趾，历经五次呼吸时间。作用为引腹中气，去疝瘕，利九窍。

第三式

朝上伸展两脚十趾，经五次呼吸时间为止。有引腹脊痹，除偏枯，使人耳聪之功。

第四式

翻转两脚心，使之彼此向内相对，这样维持五次呼吸的时间。作用为引心肺，消除咳逆上气。

第五式

翻转两脚跟，使之彼此朝向相对，也维持五次呼吸的时间。有除五络之气、利肠胃、祛邪气的功效。

第六式

掩左胫，屈右膝，内厌（抵）之，历经五次呼吸时间为止。功能为引肺气，去风虚，明目。

第七式

张开两脚十趾，以维持五次呼吸的时间为准。此法能防止脚抽筋。

第八式

仰卧，两手抱膝牵置胸前，历经五次呼吸时间为止。有治疗腰痛的作用。

第九式

两脚外展十次，能够治疗各种劳疾。

第十式

面东而坐，握拳屏息片刻，然后举手左右导引，又用手掩两耳，以指掐两脉边五次。作用为乌发明目，兼治头风。

时 间	原论中要求晚上 11 ~ 12 时、半夜至早上 5 ~ 6 时天大亮时，即阳生之时习练此功法最好。
呼吸方法	调节呼吸时，要求"闭息"，即用鼻徐徐吸气，吸气后闭气，闭至难以忍受了，再慢慢用口呼出。但闭气不可强忍，有高血压、青光眼、肝硬化、脑动脉硬化等病者尤当注意。
禁 忌	凌晨练功以不进食为好，确实饿了，只宜进食少量易消化的食物，如牛奶、蛋糕。其他时间练功，应在进食后 1 小时进行。练功前后的 1 小时都不宜沐浴。

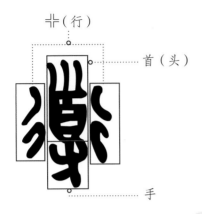

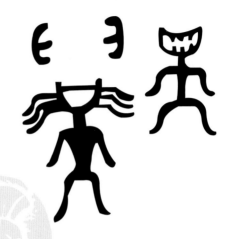

古文字中，"导"字形较多，通常由彳、首、手三个符号组成。其中彳是十字路口的意思，在十字路口上画个头，表示要正确地进行意念导引。

动功功法中的站桩式，手向下，表示采地灵之气。

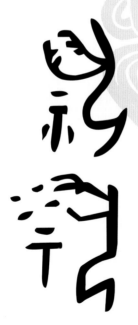

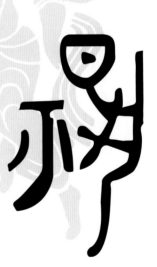

"祝"是气功师巫术的一种反映。气功师跪着挥手"发功"，口中念念有词，调用意念力。

"扬"，意为手捧太阳，采太阳之光。

最懂健康的中国古人

图国
典粹

健身

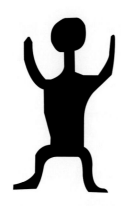

动功功法中的站桩式，手向上，表示采天元之气。

动功功法中的站桩式，手向上，是捧气灌顶的动作。

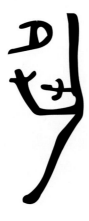

手捧月亮，采月亮之光。

"文"字，盘腿练功的人身上有一个圆点，意为气归丹田。

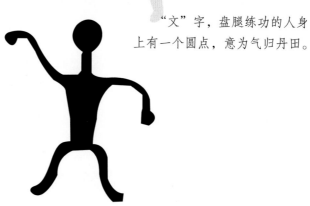

"引体令柔"是中式徒手体操和原始拳术。

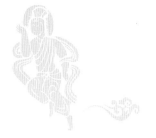

姜太公，姜姓，名望，字子牙，也称吕尚或姜尚，商朝末年人，相传享年97岁。姜太公是齐国的缔造者和"齐文化的创始人"，也是中国古代一位影响久远的杰出韬略家、军事家与政治家，历代典籍都公认他的历史地位，儒、道、法、兵、纵横诸家都奉他为本家人物，尊其为"百家宗师"。因其德高望重而又高寿，被尊为"姜太公"。

姜太公本是商代最后一个君主纣王的大臣。由于商纣暴虐无道、骄奢淫逸，甚至以无故杀害百姓当作乐趣，姜太公无法忍受此暴君便弃官而去，隐居在渭水之滨等待君求贤。

史料中有关姜太公论及养生的专著和言论很少，但回望其一生不难发现，其高寿的原因在于勤于思考和喜在溪边垂钓，其因此被称为"天下第一钓翁"。

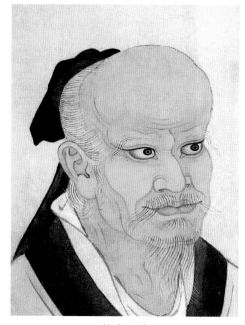

姜太公像

◆ 姜太公钓鱼，愿者上钩

姜太公年轻时家境不好，为了生存曾"屠牛于朝歌，卖炊于孟津"，但他人穷志不短，即使做屠夫也坚持刻苦学习天文地理、军事谋略，研究治国安邦之道，所以他满腹经纶，韬略过人。不过，他生不逢时，遭奸臣陷害后愤然辞官。他在渭水之滨磻溪边垂钓十年，才得遇姬昌——后来的周文王而获重用。

相传，姜太公钓鱼并不使用鱼饵，其鱼钩也是直的，他常一边高高举起钓竿，一边自言自语："不想活的鱼儿啊，你们愿意的话，就自己上钩吧！"

一天，有个打柴的来到溪边，见姜太公用不放鱼饵的直钩在水面上钓鱼，便对他说："老先生，像你这样钓鱼，一百年也钓不到一条鱼的！"姜太公举起钓竿，说："对你说实话吧，我不是为了钓到鱼，而是为了钓到王与侯！"这就是著名的"姜太公钓鱼——愿者上钩"的故事，不仅体现了姜太公胸怀大志的一种谋略，同时也暗藏着他独到的养生之术。

奇特
一般钓鱼用弯钩，上面挂饵食，然后将钩沉入水里。
相传，姜太公的鱼钩是直的，上面没有鱼饵，也不
沉到水里，并且离水面三尺高

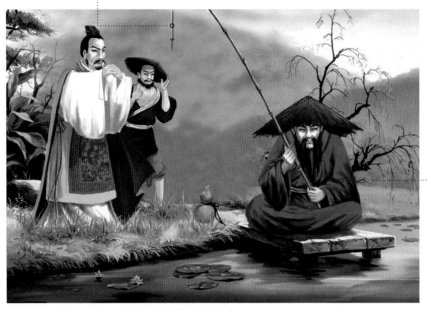

姜子牙钓鱼

收获
1.受到周文王的重用
2.延年益寿

导引的功用

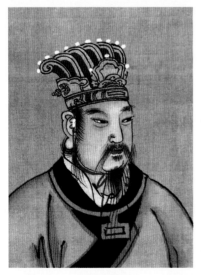

周文王像

为了剪商伐纣，周文王曾三请姜太公。

第一次是派士兵叫他，姜太公自言自语道："钓啊，钓啊，鱼儿不上钩，虾儿来胡闹！"

第二次是派官员请他。姜太公仍自言自语道："钓啊，钓啊，大鱼不上钩，小鱼别胡闹！"

第三次是周文王亲请。周文王吃了三天素，洗了澡换了衣服，带着厚礼礼贤姜太公，他才答应为其效力。由此开创了周朝八百年的伟业。

功绩：兴周灭商，为周朝奠定八百零八年江山。

◆ 山清水阔，颐养心神

明朝许仲琳《封神演义》中有一段话："渭水溪头一钓竿，鬓霜皎皎两云幡；胸横星斗冲霄汉，气吐虹霓扫日寒。养老来归西伯下，避危拚弃旧王冠；自从梦入飞熊后，八百余年享奠安。"可见，姜太公举竿在渭水钓鱼时已年逾古稀。如此高龄竟能辅助周文王安邦治国，兴兵伐纣，建立西周王朝，跟他坚持垂钓养生不无关系。

姜太公为了能等到贤主圆自己的宏图伟志，几十年如一日，只要有空闲就会持竿坐于溪水旁，一边垂钓一边温韬略，读兵书，习战法。这里山清水美，空静怡然，眼见草木葱绿、碧波荡漾，静观水天一色，长时间沐浴于此，自是心旷神怡，益于颐养心神。

◆ 渭水垂钓，固志益心

为了行钓鱼之举，姜太公要在住处和溪边奔波往返，无形中锻炼了体力。同时，钓鱼时频繁的抛钩之举，也是很好的伸展锻炼。在这一起一立、一提一抛之间，四肢、手腕、脊柱都能得到全面的活动伸展，起到了舒筋活血的作用。另外，钓鱼还是一项极好的益智活动。在静观游鱼戏水时，心智会得到很好的放松和休养，能让心无尘埃与杂念，保持一种平和的心境，有利于情绪的调节，以此可以怡养性情，增益身心。所以说姜太公的钓鱼之举不仅是一种达志谋略，也是一种修炼方式。他通过垂钓活动间接地磨炼出不凡的毅力和耐性，虽然年近80还壮志未酬，没有心灰意冷，最终赢得了周文王的赏识并获得了健康之身。

最懂健康的中国古人

宝鸡钓鱼台：姜子牙隐居垂钓的地方

宝鸡古称"陈仓"，位于陕西关中平原"八百里秦川"的西端，是华夏始祖炎帝的诞生地，也是周秦王朝的发祥地。

姜子牙钓鱼台位于宝鸡县城南17公里的磻溪河畔。现在河边有一巨石，宽2米，长2.5米，石面平阔，上书"钓鱼台"三字，石上有两条平行光滑的凹印，传说是姜太公跪在上面钓鱼的痕迹。这里还有唐时修建的姜太公庙和周文王庙，庙内有姜太公塑像，有周文王请姜太公的连环壁画。庙前有四棵古柏，传为太公手植，枝叶茂盛。

23

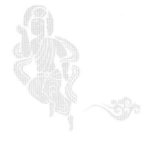

◆ 老子

老子，姓李名耳，字伯阳，谥曰聃，又称老聃，楚国苦县（今河南鹿邑）人。老子是我国春秋时期伟大的哲学家和思想家，道家学派的创始人，被奉为"道祖之尊"。

老子的生卒年并无详细记载，传说他高寿160多岁。据说老子是宋国战将之后，自幼聪颖好学，智慧超常，善于思辨。13岁时到周国求学，诗书史籍无所不习，深得老师欣赏。16岁时，他被推荐到守藏室（类似今天的国家图书馆）工作，借此博览群书，知识和个人修养都获得了巨大提高。作为中华文化史上的奇人，他的养生思想也独具特色，见诸其代表作《道德经》中。《道德经》是哲学专著，其中的一些言论对中医学和养生学有着一定的影响。

◆ 《道德经》

《道德经》又称《道德真经》《老子》《五千文》，分为《德经》和《道经》上下两篇，共八十一章。它是老子用韵文写成的一部哲学著作，开创了我国古代哲学思想的先河，是唯物主义体系，其核心是"道"，反对天道有知，提出天道无为的思想，认为"道"是构成万物的基础，是世界万物自身的规律。

汉末时，张陵创五斗米道，奉老子为教祖，以《老子五千文》为教典教诲道徒，并作《老子想尔注》，以宗教的观点解释《老子五千文》，自此，《道德经》成为道教的基本经典，老子也被道教视为至上的三清尊神之一——道德天尊的化身，又称太上老君。

现在可以看到的《道德经》最初的版本是1993年湖北荆门郭店楚墓出土的竹简《老子》。1973年长沙马王堆3号

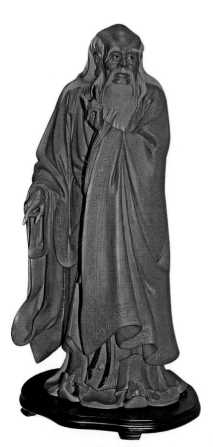

老子木雕像

汉墓出土的甲乙两种帛书《老子》是西汉初年的版本，把《德经》放在《道经》之前，也受到学者的重视。《道德经》文字精练、质朴，短短五千言却充满了智慧，是中华民族宝贵的精神财富，其中的养生思想也成为后世典范。

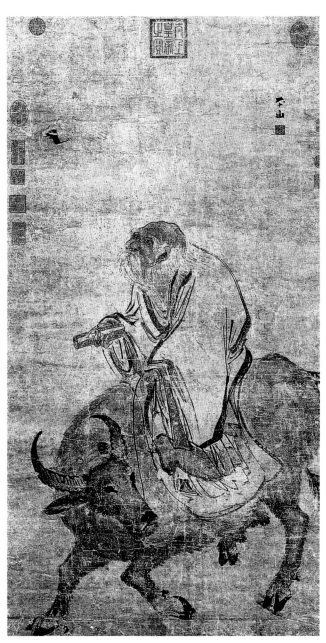

《老子骑牛图》张路（明）

老子住在周的都城，深感周朝的衰败、愚蠢和荒淫，加之周王朝日益衰微，大权逐渐落入各诸侯手中，老子决意要离开周都。据说他是骑着一头青牛离开的，行至函谷关，被关令尹喜拦住，他恳请老子说："您要隐居了，为我们写本书吧。"老子就写下了《道德经》。这就是历史上老子西渡函谷关留下《道德经》五千言的故事

物壮则老，顺势而为

"物壮则老，是谓不道，不道早已。"其意为物强壮了必然要衰老。这里的"道"指事物的规律，也就是说这个规律是不容违反的，否则就是不合于道，不合于道就要提早衰亡。不过老子认为从壮到老这一过程如若长于养生的话，是可以"知止不殆，可以长久"的，重在"中和守柔"。他提出"上善若水"、顺势而为的观点："水善利万物而不争，处众人之所恶，故几于道。""故柔之胜刚，弱之胜强坚。"认为人在生命过程中必须学会保护自己，要有水一样的性格——利万物而不争强好胜，顺应万物，给自己以回旋的空间。只有懂得顺应，人的生命才会长久。

青年
18周岁~40周岁

中年
40周岁~65周岁

老年
65周岁以上

保健第一阶段

保健第二阶段

方法
1.起居有常，睡眠充足。
2.三餐定时合理。
3.饮食营养均衡。
4.坚持科学运动。

方法

1.中和。《礼记·中庸》对中和的解释是：喜怒哀乐没有发作失控，叫作"中"；喜怒哀乐情绪表现出来的时候都恰到好处，叫作"和"。养生之道在于中和的完美结合，做任何事不过分，适可而止，天地就会赋予其应有的能量，万物也会养育其身体。

2.守柔。老子认为万事万物都有其脆弱和柔弱的一面，如人刚出生时是娇柔的，初生的小草是柔嫩的，所以要学会保护自己，才能更具生命活力。

物壮则老图

◆ 少思寡欲，清静无为

清静无为是老子养生思想的核心。"无为"是《道德经》中一个很重要的哲学概念，老子认为"天下万物生于有，有生于无"，即是一个由"没有"到"有"的过程。"无为"不是什么都不做的无所作为，而是强调用一种自然的态度去做事。对于养生来说，清修静养并非无所事事，强调的是在做事或生活中要少思和寡欲，不要忧思过重或嗜欲，要以静制躁，这样有用的能量才能入驻体内，达到养生的目的。传说有个叫南荣的人，觉得自己太不聪明，特地赶了七天七夜的路向老子求教。老子告诉他："养生之道，在神静心清。静神心清者，洗内心之污垢也。"

◆ 返璞归真，展露天性

对于老年人养生，老子也有独到的见解。他认为老年人若要做好修身养性之功，应"专气致柔，能婴儿乎？"意思是老年人应有意识地回返到婴儿的状态，若能像婴儿一样无烦恼、无忧愁，直接展露自然的天性，则有益于颐养天年，其中的"三无"观点较为著名。

无知

刚出生的婴儿大脑是空白的，对周遭世界的认识也是美好的。养生者应像婴孩一样倒空积存在头脑中的糟粕，令一切回归美好，这是养生长寿的上策。

无欲

不过度耗费神思和精力，会像大树一样根植沃土，郁郁葱葱。培养充沛的精神气血，精不亏，气不耗，人就能终其天年。

无为

无为是一种顺应自然的养生之道。如顺应四时变化，做好春捂秋冻；起居有常，顺应生物钟规律等。

清静无为的五种方法

1. 虚极静笃
思想集中，排除一切杂念，虚静到极点。

2. 克制外欲
欲能扰乱心性，而养生重在持守本性。

3. 清心
清心是养生的基础，即需坚持内心的平和宁静。

4. 静神
神是生命的主宰，是生命活力的表现，所以心神静宁是养生的关键。

5. 动静自然
动静自然，则心中无所牵挂，于是乎当卧则卧，当起则起，当行则行，当止则止，外物不能扰其心。

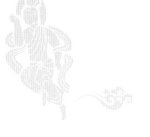

◆孔子

孔子（前551—前479），名丘，字仲尼，春秋时期鲁国人，生于鲁国陬邑昌平乡（今山东曲阜市东南的鲁源村）。孔子在中国历史上有着极为重要的地位，身兼政治家、思想家、教育家、儒家学派的创始人等多重身份。他的儒家思想对中华民族的文化精神影响重大而深远。

孔子的养生之道同样是华夏五千年文明中的瑰宝，至今仍给人们带来启示和借鉴。据史料记载，当时鲁国人的平均寿命大约在35岁左右，孔子享有72岁高龄，在当时属于高寿之人。可见，孔子对修身养性颇有研究，而且身体力行。

◆《论语》

《论语》是儒家学派的经典著作之一，以语录体和对话文体为主，记录了孔子及其弟子的言行，由孔子的弟子及其再传弟子编撰而成。《论语》内容广泛，涉及哲学、政治、文学、教育、伦理和养生，全文言简意赅，含义深刻，富于启发性和哲理性。现存《论语》共二十篇，四百九十二章，其中记录孔子与弟子及时人谈论之语约四百四十四章，记孔门弟子相互谈论之语四十八章。

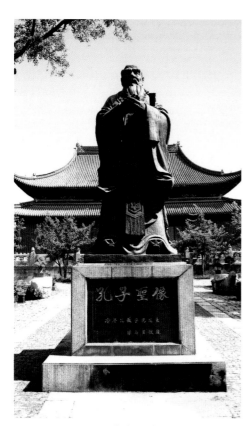

石雕孔子像

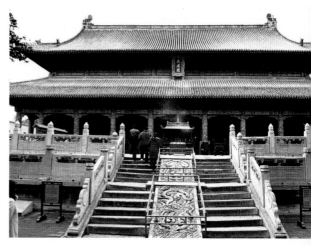

山东曲阜孔庙大成殿

◆知（智）者乐，仁者寿

　　鲁哀公曾问孔子："知（智）者寿乎？仁者寿乎？"孔子回答说："然，知（智）者乐，仁者寿。"接着孔子还讲了人有三死："夫寝处不时，饮食不节，逸劳过度者，疾共杀之；居下位而上干其君，嗜欲无厌而求不止者，刑共杀之；以少犯众，以弱侮强，忿怒不类，动不量力，兵共杀之。"这里的疾病死、服刑死、争战死的人都是失去"礼和德"之人。

　　为什么孔子认为缺失"礼和德"之人寿限短呢？这跟孔子的治学、修身主张有关，他是以仁为核心的道德学说的首创者，一贯主张"不学礼，无以立"，认为懂礼者多心胸豁达、开阔，善于调适自己的心理，易于养生。孔子就是这样身体力行的，他一生经历过不少沉浮和苦难，但一直保持乐观、豁达、开朗的心态。不是因为他心无世事，而是他能通过学养来调适内心，使其思想通达、内心平和，这样就少了许多心理上的不快，也是他得以长寿的原因。

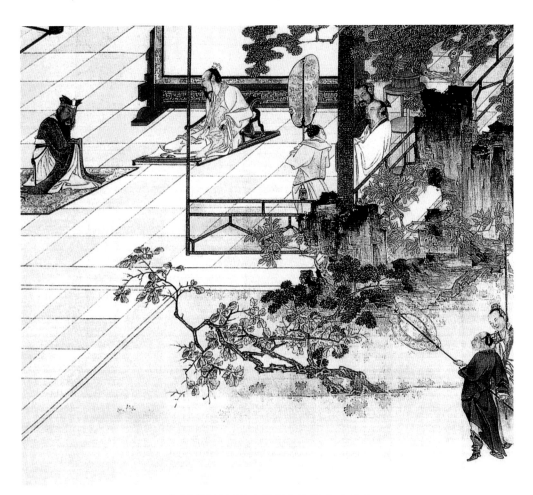

《孔子圣迹图》[局部] 焦秉贞（清）

◆ 五音贵和，形神并修

孔子是中国古代杰出的教育家，相传门下先后收弟子多达 3000 人，被尊为万世之师。孔子的兴趣非常广泛，是一个多才多艺之人。《论语·述而》篇中有："子与人歌而善，必使反之，然后和之。"其意是说孔子如果遇到唱歌很好的人，会请他反复演唱，以跟随学习。

相传后世流传的儒生必会的六艺是由孔子创立的，具体指的是数（算数）、书（书法）、礼（礼节）、乐（音乐）、射（射箭）、御（驾车）。孔子对这六艺无一不精，尤其精于其中的"乐"。相传他曾向鲁国的乐官师襄子学习弹琴，晚年时更以弹琴为乐。现代医学证明，音乐既可以养生保健，又可以疗疾治病。

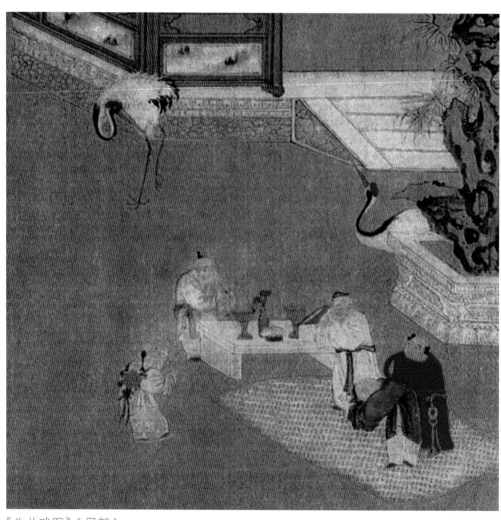

《为儿戏图》[局部]

孔子五六岁的时候就对礼仪深感兴趣，常摆上俎豆等礼器演习礼仪。这种有趣的游戏方式引得身边的儿童竞相效仿，也学着揖让有礼

山东是孔孟之乡，是中国文化的发祥地之一。泰山位于山东省境内，在儒家学说这个发祥地上占有很重要的地位，是中国历史上受过皇帝封禅的名山，自古就是历代帝王祭天之地。无数帝王曾登临泰山，文人墨客也留下无数令人惊叹的诗句，使泰山成为中国人心目中崇高、稳重和神圣的象征，被尊称为"五岳独尊""天下第一名山"。

泰山有极其美丽壮观的自然风景，松石清泉、苍松翠柏、云海碧波、深溪幽谷……具有拔地通天的磅礴气势，更有"一览众山小"的高旷。对此美景孔子自然迷恋，常和弟子们一同郊游。泰山上还有不少孔子游览的遗迹。

邱陵歌

春秋·孔子

登彼邱陵，峛崺其阪。
仁道在迩，求之若远。
遂迷不复，自婴屯蹇。
喟然回虑，题彼泰山。
郁确其高，梁甫回连。
枳棘充路，陟之无缘。
将伐无柯，患兹蔓延。
惟以永叹，涕霣潺湲。

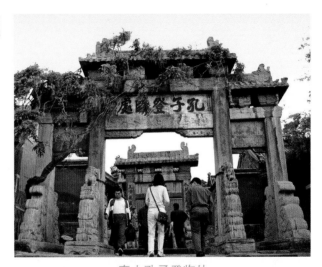

泰山孔子登临处

◆ 强身健体，修身养性

孔子并非只懂讲学的文弱书生，相反，他身材高大，体格健硕，平日经常进行健身活动。《史记·孔子世家》记载：孔子"长九尺有六寸，人皆谓之'长人'而异之"。

孔子的体育爱好很广泛，常和弟子们一起骑马、射箭、习武、游泳、外出郊游。同时，为了宣扬自己的政治主张和立身之道，孔子曾周游列国，一生奔波劳苦，直到晚年才回鲁国定居。他曾以"三十而立，四十而不惑，五十而知天命，六十而耳顺，七十而从心所欲，不逾矩"来概括自己的一生，足见他修身养性的功力已炉火纯青，除了心性的锻炼外，强身健体功不可没。

最懂健康的中国古人

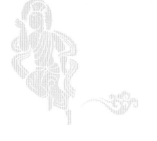

◆ 扁鹊

国粹
图典

健身

扁鹊（约前407—约前310），姓秦，名越人，战国时杰出的民间医学家，中国历史上第一位名医。扁鹊早年学医于民间良医长桑君，积累了丰富的医疗经验；反对巫术治病；精通望、闻、问、切四诊，以诊脉最有名，被推崇为中国脉学倡导人。同时精于内、外、妇、儿、五官等科，应用砭刺、针灸、按摩、汤液、热熨等法，遍游各地为百姓治病，被尊为医祖。由于扁鹊医术高明，遭致秦国太医李醯的嫉妒，李醯将扁鹊秘密杀死。

◆《难经》

《难经》是一部中医理论著作，原名《黄帝八十一难经》，共三卷，原题为秦越人（即扁鹊）撰。但据考证，《难经》也是一部托名之作，约成书于东汉以前（一说在秦汉之际）。所谓"难"是"问难"之义，或作"疑难"解。"经"指《内经》。《难经》为"问难《内经》"的意思。

全书共分八十一难，对人体腑脏功能形态、诊法脉象、经脉针法等诸多问题逐一论述，内容包括脉诊、经络、脏腑、阴阳、病因、病理、腧穴、针刺等基础理论，同时也列述了一些病征。《难经》内容简要，辨析精微，尤其对脉学有详细而精当的论述，提出了"独取寸口"的诊法观点，在中医学典籍中常与《黄帝内经》并提，被认为是最重要的古典医籍之一。

◆ 未病先治，重在预防

早在《黄帝内经》中就有"不治已病治未病"的防病养生谋略。治未病的关键重在预防，是一种积极采取预防或治疗手段，防止疾病发生、发展的方法。扁鹊认为防病重于治病，最好在疾病未发生前就将其铲除，即："使圣人预知微，能使良医得早从事，则疾可已，身可活也。"

古书《鹖冠子》中载有扁鹊和魏王

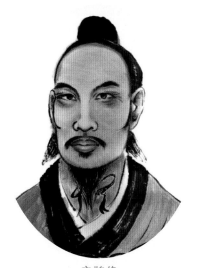

扁鹊像

何谓"独取寸口"

中医切脉分为三种诊法：遍身诊、三部诊、独取寸口。"独取寸口"是指单独切按两手掌后突起（桡骨茎突）的桡动脉，又叫"寸口诊"。

寸口诊为何一直沿用至今呢？寸口属于手太阴肺经所过的部位，肺朝百脉，十二经脉气血的运行都与肺气有直接关系。因此，五脏六腑有病，气血运行失常，可通过肺经反映于寸口。而且，寸口脉象与胃气的作用也密切相关。因手太阴肺经起于中焦，与足太阴脾经相通，而脾胃为脏腑经脉气血之源，胃气又是肺气的根本，如《素问·五脏别论》说："胃者，水谷之海，六腑之大源也……是以五脏六腑之气味，皆出于胃，变见于气口。"可见，寸口诊在诊断疾病时有着独特的作用。

的一段对话，也体现了他的这一观点。某日扁鹊为魏王针灸，魏王问："你们兄弟三人都精于医术，但谁的医术最高呢？"扁鹊道："长兄医术最高，二哥差些，我最差。"魏王很诧异，询问缘由。扁鹊说："长兄治病于病发之前，疾病未发作就已铲除，一般人并不知道他这是防患于未然，所以他医术虽高，名气却不大；二哥治病是在疾病之初，人没感到痛苦，他便药到病除，所以名气也小；而我是在病情发作和严重之后，病人痛苦万分时，为患者把脉开方、敷药刺穴、割肉疗伤，大家就以为我的医术比兄长高明。"

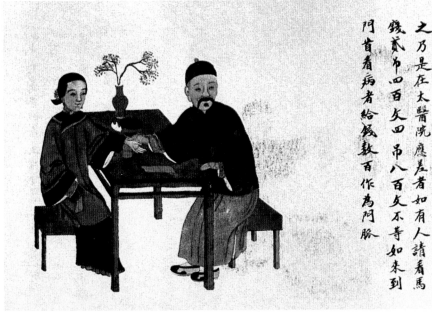

此中醫道之圖也京中醫士有太醫御醫之乃是在太醫院應差者如有人請看馬錢貳串四百文四串八百文不等如來到門首看病者給錢數百作為門脈

《医道图》[局部]佚名（清）

◆ 有疾早医，六不施治

扁鹊最重要的养生观是"有病早治"。他认为身体有了异样，应马上找医生治疗，反对利用巫术和迷信祛病，否则小病变成大病，可医之病变为不治之症，就难以治愈了，轻视医疗及讳疾忌医都不利于养生。《史记》中所载的扁鹊为蔡国君主蔡桓公诊病，而蔡桓公不信扁鹊诊断最后身亡的故事，就是一个很好的例证。

扁鹊看病行医还有一个"六不治"原则，即依仗权势，骄横跋扈的人不治；贪图钱财，不顾性命的人不治；暴饮暴食，饮食无常的人不治；病深不早求医的不治；身体虚弱不能服药的不治；相信巫术不相信医道的不治。从这"六不治"中，可探寻到扁鹊弥足珍贵的养生之道。如一个骄横跋扈的人，内心急而躁，少了虚静，非常不利于养生；再如一个暴饮暴食、起居无常的人，身体机能容易紊乱，极易百病丛生，也不利于养生保健。

扁鹊见蔡桓公

扁鹊初见蔡国君主蔡桓公，就断定他有病，病变部位在皮表，劝他赶快治，蔡桓公不信。五天后，又见蔡桓公，告之病已到血脉，不治会加重。蔡桓公很不高兴，更不把扁鹊的话放在心上。再过五天，扁鹊又来见桓公，说他病已到肠胃，再不治恐怕就没救了。蔡桓公听了更为生气。待扁鹊第四次见蔡桓公，他只瞥了一眼就慌忙离开了。蔡桓公不解，派人去询问，扁鹊回答说："病在肤表，用汤药可以治好；病入血脉，用针灸可以治好；即使病到了肠胃，用酒剂也能治。现在病已深入膏肓，再也没法治了，我只好躲开。"又过了五天，蔡桓公果然病重，才想起速请扁鹊来治，而扁鹊早已逃离蔡国。蔡桓公因为误了治病良机，不久就去世了。扁鹊只凭望诊就能看出疾病的部位和病情的发展，可见其医术高超，也启示人们不能轻视医疗，否则必将折寿损命。

◆孟子

孟子（约前 372—前 289），姓孟名轲，字子舆，战国时期鲁国邹（今山东邹城）人。孟子是战国时期著名的思想家，也是先秦儒家的代表人物之一，继承并发扬了孔子的思想，与孔子齐名，有"亚圣"之称，与孔子并称为"孔孟"。其学说出发点为性善论，提出"仁政""王道"，主张德治。

孟子远祖是鲁国贵族孟孙氏，后来家道衰微。孟子 3 岁丧父，孟母用心良苦将他抚养成人，终至其学有所成。孟子小时候，母亲为了给他提供一个好的学习环境，竟三次搬家，后人称之为"孟母三迁"；孟母教子甚严，有"三断机杼"的故事。学成之后，孟子为了向各国国君宣传自己的政治主张，也曾像孔子一样周游列国。

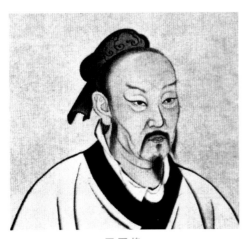

孟子像

◆《孟子》

《孟子》是孟子的言论汇编，由孟子及其弟子共同编写而成，记录了孟子的语言、政治观点和政治行动，是儒家的经典著作。南宋时，朱熹将《孟子》与《论语》《大学》《中庸》合称"四书"。从此直到清末，"四书"一直是科举必考内容。

《孟子》中还蕴藏着不少养生思想，尤其是孟子所倡导的"善养吾浩然之气"对后世影响很大。由于孟子养神得法，其寿高达 83 岁。

◆ 择地而居，智高心健

孔子在《论语·里仁》中说："里仁为美，择不处仁，焉得知（智）？"意思是说居住的地方应充满仁爱的风气，如果居所周围缺失仁爱之风是不明智的。《孟子·公孙丑上》引用了孔子这句话，明确表示他对居住环境十分重视。孟子年少时跟随母亲三次搬家，所以他深刻认识到一个人所处的环境能影响其身心发展，甚至影响到一生的成就。

孟子小时家境贫寒，住在坟地旁边。经常见人哭丧、送殡、埋葬死人等，孟子就学着玩墓葬之类的游戏。孟母很担心，认为这个地方对孩子成长不利，于是就搬了家

他们在集市旁住了下来。因为集市里一天到晚吆喝声不断，孟子又玩起商人做买卖的游戏。孟母深感到这个地方对孩子的成长也不利，于是又决定搬家

他们又迁到学堂的旁边。学堂里的学生和老师都很有礼貌。孟子常到学堂旁看学生玩游戏，也跟着玩宗庙祭祀、迎宾送客、上朝退朝一类的游戏。孟母高兴地说："这个地方很好，有利于对孩子的教育。"便定居在此

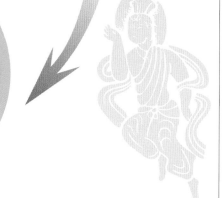

◆ 节欲养心，寡欲延年

孟子接受的是地道的孔门儒学，有关道德修养、国家治理等学说都与孔子一脉相承，就连养生理念也带有强烈的儒家色彩。《孟子·尽心》中载："养心莫善于寡欲。其为人也寡欲，虽有不存焉者，寡矣；其为人也多欲，虽有存焉者，寡矣。"这里孟子认为，保持心地清净、减少欲念是养心延年之法。欲望少的人，即使他们之中也有失去自我本心的，但是这种人很少；欲望多的人，即使也有保持自我本心的，但这样的人也很少。所以，清心寡欲才能保证身心的健康发展。

◆ 养浩然气，蓄真精神

"养气"之说是孟子首创，他在创立"养气"说的过程中，客观上间接地吸取了道家老庄"气论"中的一些思想，不过又有所不同。孟子所言的浩然之气，"其为气也，至大至刚，以直养而无害，则塞于天地之间。其为气也，配义与道；无是，馁也。是集义所生者，非义袭而

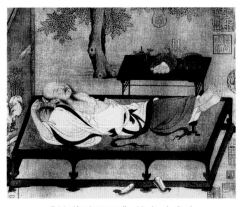
《槐荫消夏图》佚名（宋）

取之也。行有不慊于心，则馁也"(《孟子·公孙丑》），是一种高深的养神之法，不仅是维持生命之气，又是与道与义相结合的升华了的一种气，它是不可限量的，充塞于天地之间，无处不在。人有了这种浩然之气，就能具有博大刚强的勇气、神气以及顽强的免疫力和抗病能力，人就会身心强健，达到养生的目的。

文天祥与《正气歌》

　　文天祥（1236—1283），南宋末年与岳飞齐名的民族英雄，被俘后被押在元朝大都（今北京）一间阴暗的土牢中。土牢很小且潮湿阴暗，恶气熏人，他被关押了两年，受尽了折磨。文天祥曾将这里的恶气概括为七种污秽之气：水气、土气、日气、火气、米气、人气、秽气。不过，环境虽然极为恶劣，文天祥居然未染疾病，土牢还成了他的"安乐国"。文天祥在此写诗无数，其中最为著名的就是《正气歌》。文天祥说，他之所以能战胜这些恶秽之气，是由于他体内充满了浩然正气，能战胜疾病，将生死置于度外，抗击一切邪恶的侵袭。

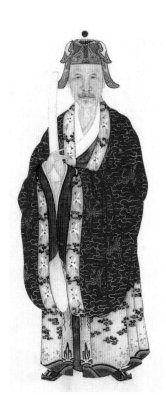
文天祥像

《正气歌》节选
天地有正气，杂然赋流形。
下则为河岳，上则为日星。
于人曰浩然，沛乎塞苍冥。
皇路当清夷，含和吐明庭。
时穷节乃见，一一垂丹青。

◆庄子

庄子(约前369—前286),姓庄名周,字子休,战国时期宋国蒙（今河南商丘）人,后人称之为"南华真人"。庄子是道家学派的代表人物,是老子哲学思想的继承者和发展者,后世将他与老子并称为"老庄",其代表作是《庄子》。

庄子享年83岁,无疾而终。其养生观比较独特,认为生死属于一种定规现象,好比白天黑夜轮番交替,日升月落的日夜轮回,人是无法作用其间的。推而导之,人没有必要执着于生而乐死而悲之中,应当把生和死都看作宇宙生命的正常演变过程。庄子把养生思想融会于他的哲学体系中,充满了智慧和灵性。

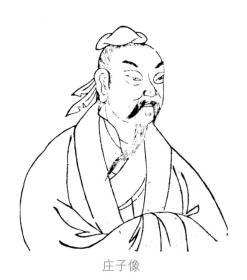

庄子像

◆《庄子》

《庄子》不论在哲学上还是在文学上都具有较高的研究价值,充满想象力,具有浓厚的浪漫主义色彩,采用寓言故事的形式,极富幽默和讽刺意味,对后世文学语言有很大影响。

《庄子》又名《南华经》,是道家经典之一。全书共三十三篇,分"内篇"、"外篇""杂篇"三个部分,一般认为"内篇"为庄子所写;"外篇"是其弟子所写,反映了庄子的真实思想;"杂篇"则由庄子学派或者后来的学者所写。名篇有《逍遥游》《齐物论》《养生主》等。

◆庄周梦蝶,逍遥养神

炎夏的一天中午,庄子在树荫下酣然入睡。睡梦中他变成了一只蝴蝶,正欣然自得地在花间飞舞,此时他的内心无比愉快和惬意。庄周正翩然起舞时,突然被惊醒了。回顾梦境,不知是庄周梦中变成了蝴蝶,还是蝴蝶梦见自己变成了庄周?庄周想来想去,认为他与蝴蝶没有区别,已达到物我两忘的境界。由此他认为走向逍遥的重要途径就是物我两忘。这就是广为流传的"庄周梦蝶"的故事。

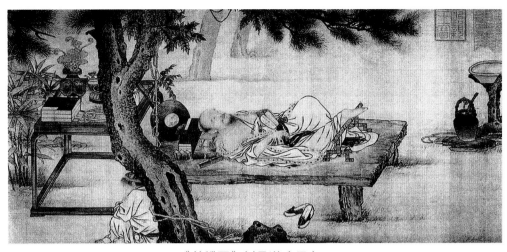

《梦蝶图》刘贯道（元）

"庄周梦蝶"体现了庄子逍遥的养生观，他认为人类有一大通病，就是役物的欲望。人类总在挖空心思想占有物，而且这种欲望是永远得不到满足的，结果却是人被物所役。为了获得更大的房子、更多的金子、更广的田地，人们劳心伤神，反成了物欲的奴隶，这是养生的大忌。所以庄子提出"逍遥"的观点以化解和消除人和物之间的界线，除去人类的役物之心后，人的心灵和精神就能得到解放，人才能因此逍遥快活，颐养天年。

养神七法

庄子的养神方法很多，"坐忘入静、唯神是守"是其核心，具体内容如下：

1. 守一：内心要在纷扰中做到绝对安静，这样精神才能内守于体内，形体才能得以长生。

2. 守舍：心里没有杂念，守定意念，存念保精，精气方可保存，生命力也就自然充沛。

3. 心斋：入静须心志专一，凝思绝虑才能进入虚无境地。入静后要细心体验体内气息的出入，最终达到不必用心听气的程度，才算渐进最佳境界，这时则神气合而为一。

4. 坐忘：忘掉自己的肢体，革除视听，脱离知觉。

5. 弃世：舍弃俗世、俗物，超脱心境，避免形体劳累。弃除心灵牵挂，漠然无知无为。

6. 重生：看淡名利，以重视重生养性之道。

7. 缘督：缘是顺的意思，督指的是人体背部中间的督脉。意为只有遵循自然之道，才能做到不偏不倚，才能尽享天年。

◆ 庖丁解牛，顺其自然

庄子通过"庖丁解牛"的故事来解说顺其自然的养生法。庖丁的刀用了十九年依然像刚磨过一样锋利无比，不是他的刀好，而是庖丁用心研究了牛的结构，利用牛的关节之间的间隙准确下刀，才使他的解牛之术看起来"游刃有余"。这种借势借力的技术实则是对生命自然规律的一种遵从。对生命自然规律的遵从，对自己的身体了如指掌，同样是延年益寿的关键。

庖丁解牛

庖丁解牛的故事源于《庄子·养生主》。庖丁为文惠君宰牛，手抓过去，肩靠上去，脚踩下去，膝顶上去，只听得刀刷刷地响，牛的骨、肉就被剥离，游刃有余。

文惠君在一旁赞叹道："妙哉！你的技术怎么会这般高超呢？"庖丁放下牛刀回答说："我喜欢研究道术甚于喜欢研究技术。我开始学宰牛时，看到的是一条牛，三年之后，看到的就不是牛了。如今，我用心神而不用眼睛去观察事物，感官功能停止而心神仍在游走，根据牛体的自然结构，切入它的骨头之间的缝隙，导入空虚的穴位，顺其自然，不曾碰一下经络，何况骨头呢？好厨师一年换一把刀，因为他采用切割式宰牛，差的厨师一个月换一把刀，因为他采用砍劈式宰牛。如今，我这把刀已经用了十九年了，杀过几千头牛，而刀刃还像在磨刀石上刚磨过似的。每当我遇到经络聚结处，就会变得小心翼翼，目光专注，动作放慢，轻轻用刀，豁然而解，不知不觉牛的骨和肉已被分离，牛肉像泥土似的落在地上，然后提刀起立，环顾四面，志满意得，把刀擦拭好收起来。"

文惠君说："妙哉，听庖丁一席话，我终于明白了养生的道理。"

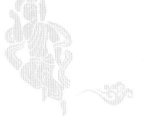

◆荀子

荀子（约前313—前238），名况，字卿，战国时赵国猗氏（今山西安泽一带）人。荀子是著名的思想家、文学家、政治家，儒家代表人物之一，时人尊称"荀卿"，李斯、韩非都是他的学生。荀子继承和发展了儒家学说，提倡"性恶论"，他还是第一个使用赋的名称和用问答体写赋的人，同屈原一起被称为"辞赋之祖"。

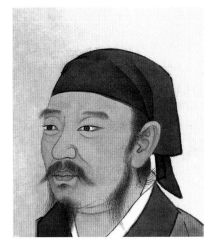

荀况

◆《荀子》

荀子是集诸子百家之大成者，一生都在讲学授徒、著书立说。荀子的著述在汉代流传的有三百多篇。汉代刘向经过编订，删去重复的，最后定著三十二篇，

荀子的故里与临终地

荀子是战国末期赵国人，其出生地在今天的山西省安泽县。古时记载荀子生平的资料很少，最早记录荀子的司马迁《史记·孟子荀卿列传》中说："荀卿，赵人，年五十始来游学于齐。"可知，荀子从50岁开始离开赵国去齐国游学。也就是说荀子之前是在家乡从事学习、讲学、著书的。

安泽县战国时称"猗氏"，自古风景秀美、气候宜人。同时还是人杰地灵的宝地，华夏族部落首领炎帝最初就是在这里建立的伊氏国，这里也是大禹治水的首功之地，另外还孕育了诸多像荀子这样的历史名人。

荀子满腹经纶，满怀政治抱负，但在赵国一直未受到重用，因为当时的赵惠王身边，武有廉颇，文有蔺相如，所以荀子难有机会一展才华。加之当时的赵国形势也不好，屡遭秦国打击，所以荀子在50岁时去了齐国稷下（今山东临淄）学官游学，希望能寻得一条出路。

荀子一生到过很多地方，他在齐国讲学，在楚国为官，在秦国论风俗，在赵国议兵。晚年时他选择在楚国任兰陵（今山东兰陵县）令，在此著书立说，直到逝世。后世为了纪念这位先秦儒学大师，在此修建了荀子墓。

合集成《荀子》一书。这部传世巨著绝大部分是荀子自己所作，小部分由荀子门人所作，内容涉及哲学思想、政治问题、治学方法、立身处世之道、学术论辩等方面。其文章论题鲜明，结构严谨，说理透彻，有很强的逻辑性，语言丰富多彩，善于比喻，排比偶句很多，有其特有的风格，对后世说理文章有一定影响。其《修身》篇章是专门论及修养身心的方式方法，另外从其所论述的观点中也闪烁着他对养生修身的真知灼见。

《荀子》中所论及的观点包括：

自然观：反对信仰天命鬼神，肯定自然规律是不以人的意志为转移的，提出人定胜天的思想。

人性：提出"性恶论"，否认天赋的道德观念，强调后天环境和教育对人的影响。

政治思想：坚持儒家的礼治原则，重视人的物质需求，主张发展经济和礼治法治相结合。

认识论：承认人的思维能反映现实，但有轻视感官作用的倾向。

◆ 养备动时，预防为主

荀子并不完全照搬古人古籍的养生学说，而是有自己的独到主张。他认为："强本而节用，则天不能贫；养备而动时，则天不能病；循道而不贰，则天不能祸。……故明于天人之分，则可谓至人矣。"其中的"养备"观是他的养生主张，"养备"是提前做好充足准备的意思，既指营养充足，也指养生有道。

古老的中医学讲求"天人合一"，认为人和自然是一个不可分割的整体，人要随着自然的变化而发生变化，若违逆自然则会祸及自身。荀子并不反对这种观点，主张一个人若想健康颐养天年，就要顺应客观环境来调节自己。不过他的养生思想更进了一步，建议人们应提前应对客观环境可能的变化，在顺应的同时提倡给养充备，即营养平衡、合理，起

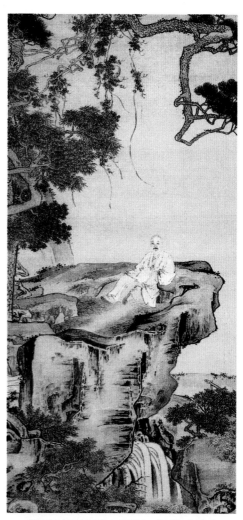

《秋林舒啸图》[局部] 颜峰（清）

居守时、有常。他认为如果提前做好这些准备的话，就能应对外界的突然变化，人也不会得大病；反之，则易生病。

◆治气养生，能及彭祖

荀子在《荀子·修身》中说："以治气养生，则后彭祖；以修身自名，则配尧禹。……凡用血气、志意、知虑，由礼则治通，不由礼则勃乱提僈；食饮、衣服、居处、动静，由礼则和节，不由礼则触陷生疾。"在这里，"治"有管理的意思，"气"是指运行全身的一种精微物质。"治气"则可理解为管理或控制人体情绪和调理气机。

中医学认为七情可致病，七情指的是喜、怒、忧、思、悲、恐、惊七种情绪变化，如果表现过度的话会伤及相对应的脏腑，导致疾病。如喜伤心、怒伤肝、忧伤肺、思伤脾、恐伤肾、悲伤肺、惊伤胆。同时，情志失常还能导致人体气机的各种异常变化，干扰人体之气正常的升降出入，进而导致疾病的发生。

人体之气是一种活力很强的精微物质，它周流全身，内达五脏六腑，外至皮毛肌腠，可谓无处不到。人体所有的生命活动都离不开气的参与，所以气要不停地运动，才能推动和激发人体的各项生理活动，人才会有生命迹象。若气机紊乱则意味着身体患病。荀子说管理好气机，寿命可以步彭祖后尘，这是有医学道理的。

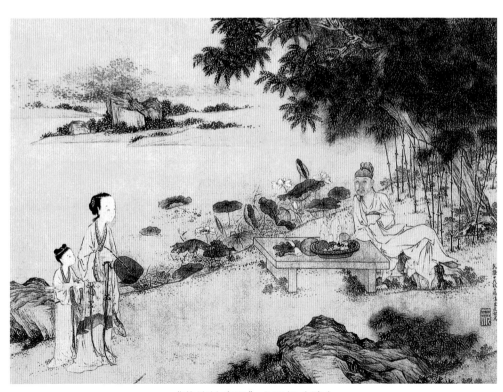

《莲塘纳凉图》金廷标（清）

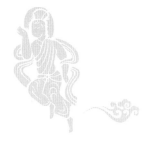

◆魏伯阳

魏伯阳（约100—170），名翱，自号云牙子，东汉著名炼丹家，会稽上虞（今属浙江）人。他出生于高门望族世袭簪琚之家，但生性好道修真，不肯仕宦，闲居养性。据后蜀彭晓介绍："唯公不仕，修真潜默，养志虚无，博赡文词，通诸纬候，恬淡守素，唯道是从。"

魏伯阳主张修习内丹法，以修身养性。他首次应用数学（八卦）说明气化学说，著《周易参同契》传世。

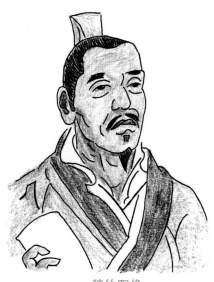

魏伯阳像

◆《周易参同契》

《周易参同契》简称《参同契》，是世界上第一部练内丹的专著，是气功学较早的珍贵文献。它总结了汉以前的气功学成就，将《周易》、黄老和炼丹术三者融会在一起，试用《周易》的原理解释炼丹术，被誉为"万古丹经王"。这部三道合一之作约六千言，分上、中、下三篇，文字古奥难懂，虽有历代学者的参悟解释，仍有许多词句难以理解。他运用类比、喻示等手法，对炼丹的理、法及过程进行描绘。全书主要讲述了两个问题：一是以阴阳"坎""离"之变易法则解释丹药的形成；二是将汉易中的"卦气说"发展为"月体纳甲"说，以解释炼丹的火候问题。

纳甲之法始于西汉的焦赣和京房，原意是将十干纳入八宫六十四卦，与卦爻相配，十干以甲为首，举甲以该十日。魏伯阳却有自己独特的创建，他不以六爻之卦配天干，而以三爻画的八经卦配天干，用以模拟一月之内月体的盈虚变化，通过月亮盈亏及四时寒温的变化来说明炼内丹时的火候问题。

炼内丹的火候分为文火（减炭）和武火（增炭）两种。魏伯阳取八卦中的坎、离两卦代表日月，其余震、兑、乾、巽、艮、坤六卦代表月亮的变化过程，并配以干支定位。月为阴中之阳，月缺时阳衰，月满时阳盛，炼丹吐纳的火候要依此而定：月缺时宜补，用武火；月圆时宜泻，用文火。

二十三日
第五节之中，为下弦月，晨见于南方，南方为丙丁，艮为阳卦，故纳丙于南方

初八日
第二节之中，为上弦月，见于南方，南方配丙丁，兑为阴卦，故纳丁于南方

三十日
晦，第六节之终，月灭于东方明尽丧，东方为甲乙，故坤纳乙于东方

初三日
首节之中，一轮新月于黄昏时见于西方，西方配庚辛，震为阳卦，故纳庚于西方

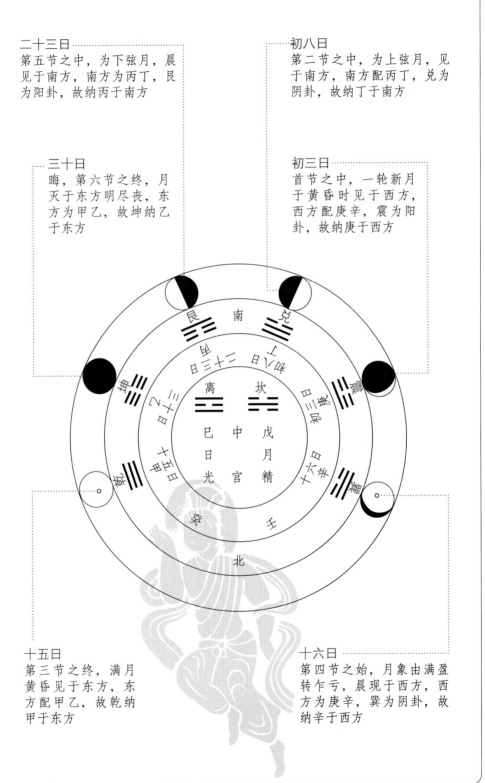

十五日
第三节之终，满月黄昏见于东方，东方配甲乙，故乾纳甲于东方

十六日
第四节之始，月象由满盈转乍亏，晨现于西方，西方为庚辛，巽为阴卦，故纳辛于西方

图国
典粹

健身

十二消息卦法是用汉代易学中的卦气说，将十二消息卦复、临、泰、大壮、夬、乾、姤、遁、否、观、剥、坤代表十二月，再配以十二律，用来说明一年或一月炼丹运火的程序。

乾
四月或巳时。纯阳无阴，阳气旺盛到顶点，此时不宜进火，静待一阴来临

夬
三月或辰时。阴气渐退，阳气已立，阴气处于消融之中。此时进火不宜太快，恐阳气太盛毁药毁丹，沐浴温养最好

姤
五月或午时。阳极阴生，一阴初临。此时宜退火进水，只能退阴符，不能进阳火，恐伤初生之弱阴

午·夏

卯·春

秋·酉

子·冬

卦循环图

大壮
二月或卯时。阳胜于阴，内果渐成，幼丹渐向丹田收。但木中含金，生中带杀，进火不宜太过

遁
六月或未时。二阴已生，阳气渐收。可慢慢将药物敛入鼎中，待金丹纳入丹田。缓退阴符，不能进火，只能增水

泰
正月或寅时。三阳开泰，阴阳交接，互为转换。此时宜进阳火，助其阳刚

否
七月或申时。此时阴伸阳屈，昼夜、水火均平。秋金肃杀，进入藏敛之季。练功时沐浴温养，待其丹成。切莫进阳火，以防毁药烧丹

临
十二月或丑时。阴气渐柔，阳气渐旺，阳火在下，渐渐向上生长。此时宜进火助之，采药时药材易得，炼丹时丹体易成

观
八月或酉时。阴气渐盛，阳气渐衰，内丹渐成，此时不宜进火，恐伤新苗

午·夏

夬 乾 姤

大壮 遯

卯·春 泰 否 秋·酉

临 观

复 剥

坤

震 坎

子·冬

卦循环图

复
十一月或夜半子时。一阳萌生，此时生机蓬勃，欣欣向荣。此时可缓慢进火，以助生发

剥
九月或戌时。阴气更隆，阳气渐剥，收敛无余。仅存一线之阳，不能进火

坤
十月或亥时，为纯阴，为人归根复命之时，内果已成，静养于丹田。此时既不能进阳火，也不能退阴符，静待一阳初生

内丹修炼，天仙之道

道家把养生修炼叫作"炼丹"。丹有内外之分，即外丹和内丹。外丹也叫金丹，初创于两汉，是用铅汞及其他药物配制，经过烧炼而成的化合物。传说服此丹药，炼人身体，能"不老、不死"。可是，据载唐代皇帝因服丹致死的即有六人，大臣死于此者更多。

到了宋元时期，内丹取替外丹，盛行于社会。内丹是一种自身的修炼，是道家养生修炼的基本功夫。核心是修炼人体中精、气、神三宝；基本原理是把人体比拟为一个小天地，以此为鼎炉，以精、气、神为药物，以神为火候，通过阴阳交会的作用，使精、气、神凝聚不散，其结晶物称金丹，道家称之为"天仙之道"，内丹修成可以延长寿命，甚至长生。

内丹修炼的四个阶段

筑基：内炼的下手功夫，是内丹修炼的基本功，包括修炼自身三宝和炼心意两方面。

炼精化气：内丹修炼的关键，是进一步炼精、气、神，打通任督二脉形成周天运转，即修炼到元气充腾产生内功后，冲向尾闾关，经夹背、玉枕，到百会，再由百会循面部，顺任脉下行，返至丹田，又称为小周天。

炼气化神：使气归入神中，即合二为一的修炼阶段。炼精化气为初关，炼

气化神为中关，中关以后只存一神，则进入上关。中关也叫"大周天"，亦称"十月关"，比喻十月怀胎，孕育灵药。功修炼到此阶段已进入理想的部分，完成这部分可以延年益寿。

炼神还虚：是修炼丹法的最高境界，又称为"上关"。

以真铅为药祖

在论及内丹修炼所用的药物时，魏伯阳说是"铅""汞"。这里所说的铅、汞，既不是真正的金属矿物，也不是人体内的微量元素。在《周易参同契》里，心属火，中藏正阳之精，先天元神，名为"真汞"；肾属水，中藏元阳真气，先天之精，名为"真铅"。在道家修炼中，基本的药物就是精、气、神。所谓"调药"，就是调控精、气、神以进行有序运化。道家修炼内丹，基本要求是心肾相交。在《周易参同契》里，魏伯阳把心肾相交比喻为雌雄相须，要求"真汞"与"真铅"和合统一。

耳目口三宝

魏伯阳提出练功时应将耳、目、口三宝闭塞起来。闭塞耳关，则精聚于中；闭塞目关，则神敛于中；闭塞口关，则气会于中。只有护持三宝，才能真气深潜于体内，浮游于胎中。每次练功，要全身松缓，静坐空房，闭目、塞耳、闭口。要摒除一切杂念，使心志归于虚无状态。

上丹田
上丹田对应人体指的是百会穴，在头顶正中线与两耳尖联线的交点处，即玄关一窍，亦称祖窍。道家认为此穴是天地灵根，原始祖气，入道之门

玉京关
玉京关为上关，即玉枕，位在枕骨粗隆上缘。循此上行则可会于泥丸宫，完成任督二脉通，达到任督二脉循环周流

尾闾关
在脊背的尽头之处，人体尾骶骨之末节，或指长强穴之所在，是任脉之阴与督脉之阳交会之所，道家认为此穴"系人生死岸头"，仙家称为生死窟，可见其重要性

中丹田
中丹田对应人体为膻中穴。膻中穴在体前正中线，两乳头连线之中点处

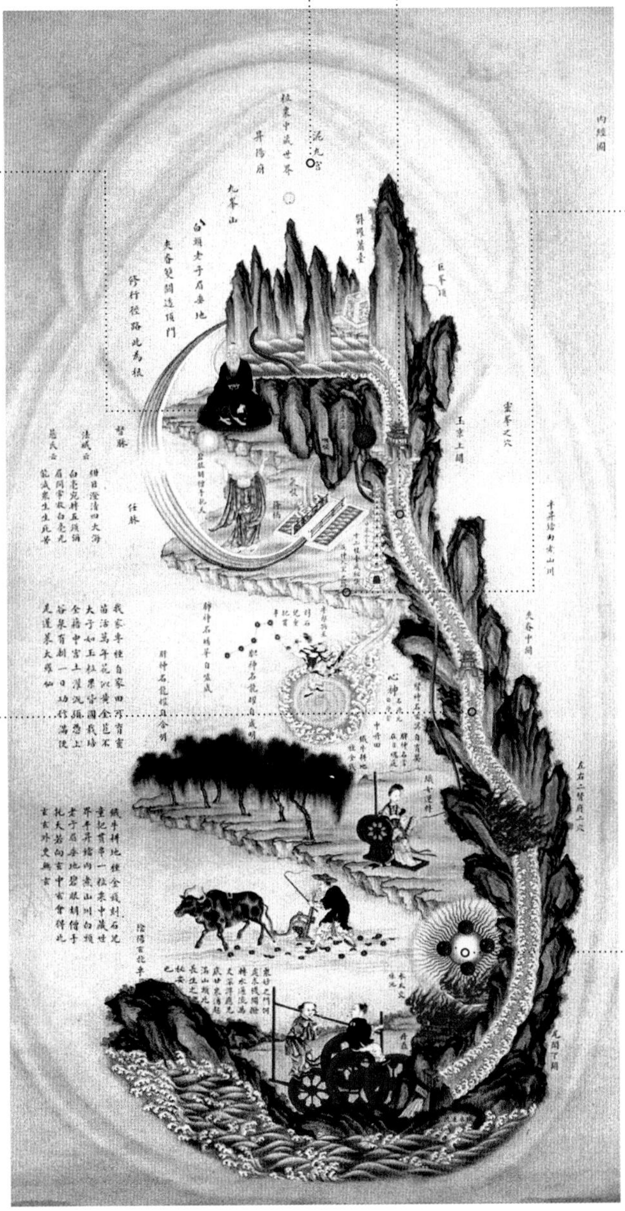

夹脊关
即图中所指的辘轳关，为中关，是练功阴阳和合上行的第二关

下丹田
图中指的是四个太极阴阳，代表先天之真元融合四个阴阳而成，发出光辉。对应人体为脐下三寸处的关元穴，为任脉上的主要穴道之一

《内景图》（清）

《内景图》原收于中国医史博物馆编撰的《文物选粹》一书，为彩绘图画，系清宫如意馆藏品。《内景图》重在描画人身之内的"景物"。内景，即人体内部精、气、神变化的景象，此图根据《黄帝内经》经穴原理绘制

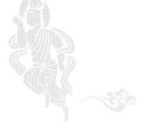

◆ 葛洪

葛洪（284—364），字稚川，自号抱朴子,晋代丹阳郡句容（今江苏句容）人。东晋著名的医药学家、道家学者、炼丹家。其著述甚多，最具代表性的有《抱朴子内外篇》《抱朴子养生论》《肘后备急方》《神仙传》等。

葛洪认为，医、道不分家，道家的炼丹、方术都与医家相通，想要成仙得道就一定要精通医理。为了普及医学常识，他熟读医书，广集民间验方，还编制成书。作为古代养生学的一代宗师和集大成者，葛洪对后代养生学的发展影响极为深远，以至孙思邈这样的大医学家的养生论述也多源出于《抱朴子》。

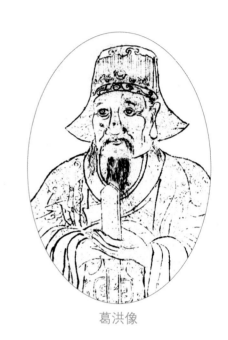

葛洪像

蓬莱仙境：广东罗浮山

罗浮山是岭南道教名山，有"岭南第一山"的称誉。它位于广东博罗县西北、东江之滨，地跨博罗、龙门和增城三县。相传全盛时期，山上建有九观十八寺二十二庵，为道教十大洞天之第七洞天，七十二福地之第三十四福地。

东晋咸和年间（326—334），葛洪听说交趾国（今越南）出产丹砂，就请求到广西的勾漏县去做官，好就近采料炼丹。但他没有去到广西，在朋友的劝说下，转道去了广州的罗浮山，就此隐居起来，过起了"神仙丹鼎"的炼丹、著书生活。葛洪为什么弃官不做而选择留在罗浮山呢？一方面罗浮山景致怡人，另一方面罗浮山还是个天然的草药宝库，非常适宜葛洪专心炼丹、研习医术和养生学，所以葛洪在此久居36年直至终老。

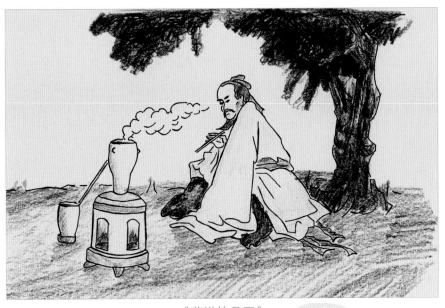

《葛洪炼丹图》

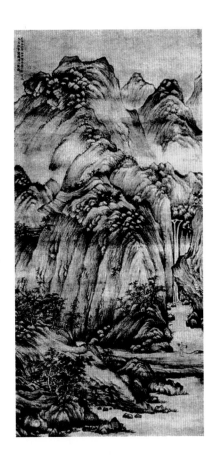

《罗浮山樵图》陈汝言（元）

葛洪与罗浮山

相传葛洪率夫人及子侄赴任途中，行至广州时被广州刺史邓岳挽留前往罗浮山游览，罗浮山的美丽景致和宜人的气候让葛洪流连忘返。葛洪遂在罗浮山隐居下来，开始了筑庵修道炼丹的生活。咸和五年（330），葛洪在罗浮山麻姑峰下首先修筑了南庵，取名都虚（宋朝改为冲虚观）。以后又陆续在罗浮山东、西、北三面修建了东庵（后改为白鹤观）、西庵（后改为黄龙观）、北庵（后改为酥醪观）。

天然的草药宝库

葛洪深受早期道教神仙理论的影响，系统地总结了晋以前的神仙方术，同时精晓医学和药物学，主张道士兼修医术。葛洪之所以选择罗浮山作为隐居和修行之所，重要原因还在于这里盛产各种药用植物，据统计有四百余种，如观音座莲、松叶蕨、海金沙、金毛狗、鱼腥草、何首乌、菟丝子、益母草、两面针等，这是他研究医学和药物学的基础。相传，他隐居之时常和妻子鲍姑为群众治病。

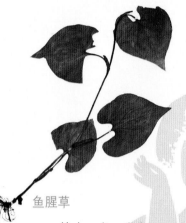

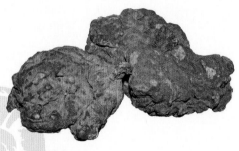

何首乌

性味：苦、甘、涩、温。归肝、心、肾经。

功能主治：解毒，消痈，润肠通便。用于瘰疬疮痈，风疹瘙痒，肠燥便秘，高血脂

鱼腥草

性味：辛，微寒。归肺经。

功能主治：清热解毒，消痈排脓，利尿通淋

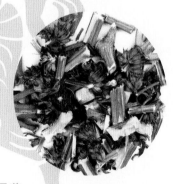

菟丝子

性味：性温，味甘。

功能主治：滋补肝肾，固精缩尿，安胎，明目，止泻。用于阳痿遗精、尿有余沥、遗尿尿频、腰膝酸软、目昏耳鸣、肾虚胎漏、胎动不安、脾肾虚泻；外治白癜风

益母草

性味：辛、苦、凉。

功能主治：具有活血、化瘀、调经、消水的功效。治月经不调、浮肿下水、尿血、泻血、痢疾、痔疾

《肘后备急方》

《肘后备急方》是一部中医治疗学专著，由可供急救医疗、实用有效的单方、验方及针灸法编成，可视为我国第一部临床急救手册。原书三卷，共八十六篇。后经梁代陶弘景等大医家进行补益，内容又有所增补，共八卷，分七十三篇，均是很珍贵的医学史料。

书中所论疾病多为急性病，对传染病进行了重点论述。列举的治疗方法有针灸、外用或内服药物、热敷、推拿等多种。其中，针灸方法占有相当大比例。全书共有灸方一百零二首、针方十六首（包括指针、刺血疗法）、热熨方三十二首（包括蜡疗、醋疗法）。此外还有烙、熏、穴位敷贴、割、嚏、推拿等方十三首，广泛用于内、外、妇、儿、五官、皮肤各科及牲畜的病变，并载有用艾叶消毒空气、防止疾病传播的方法。

验（有效应）
书中采集了可供急救医疗的民间单验方及简要灸法，实用有效

便（便利）
葛洪取"肘后"为名，其意是书可藏于"肘后"衣袖内随身携带，以便医生进行紧急诊疗时，随时取出参考应用。可见它是我国最早的"临床诊疗手册"

廉（价廉）
书内所举药物多数是容易得到且价格较低廉的、能为居住于穷乡僻壤的贫苦病家所接受的

特点

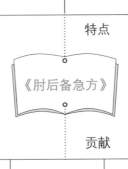

《肘后备急方》

贡献

疗虫
世界上对疥疮的最早记载

中沙虫毒
世界上最早研究恙虫病防治的资料

狂犬病
首倡用狂犬脑组织治疗狂犬病，是中国免疫思想的萌芽

疠疮
世界上对天花的最早记载，精确描述了天花的危险性和传染性

结核病
描述了主要症状，提出了结核病"死后复传及旁人"的特性，还涉及了肠结核、骨关节结核等多种疾病

脚气病
在世界上最早提出将脚气病作为一种独立的疾病治疗

◆《抱朴子》

《抱朴子》是葛洪的代表著作，道教的重要经典之一。书分内外卷，内篇二十卷，外篇五十卷。内篇总结了自战国以来神仙家的理论，论述"神仙方药、鬼怪变化、养生延年、禳邪却祸之事"，集历代神仙思想之大成，是现存体系最完整的神仙家言论著作。外篇论述"人间得失，世事臧否"，属于政论性著作，反映葛洪内神仙、外儒术的根本立场。

◆ 寿命在我，非天所决

葛洪最著名的养生观就是"寿命在我"，他认为一个人的寿命长短不是由天命决定的，与其拥有的财富、权位的高低也没有关系，而是取决于人自身的生活习惯，以及是否有坚强的意志坚持这种习惯。

葛洪的这种养生观非常超前，他最先将生活习惯与健康联系在一起。他积极收集前人的养生经验，归纳出

房中
"精"是形体之"根"，以阴精最为重要。养生既反对阴阳不交，也反对纵情声色，认为二者都能伤其根

养精的方法：
1. 滋补
2. 节欲
3. 勤业

服食
道家认为要想长生不老、羽化成仙，就要服食金丹仙药

服食的方法：
1. 服金石
2. 服草木药

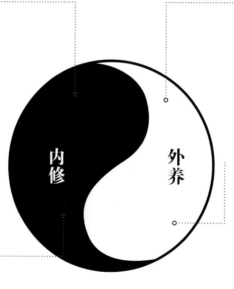

胎息法
道家炼养内功之法，坚持修炼，具有培育元气、强肾固本作用，不仅可用于养生防病、延年益寿，而且还可用于性欲低下、阳痿、精冷、宫寒不孕、阴寒等疾病的治疗

守一
守住人身中的元气，即精、气、神，使之不内耗，不外逸，使其长期充盈体内，与形体相抱而为一。认为修习此术可以延年益寿，乃至长生久视

守一的方法：
1. 守神
2. 守气
3. 守三丹田

胎息方法：
每日子后午前取仰卧式，瞑目静心，摒绝杂念。先鼻缓缓吸气，吸气极满后闭目不息，随即默数数字，自一至百以上。当闭气至极，则以口缓缓吐气，吸气或吐气皆须极细极微，毫无气息出入之声，以鸿毛置鼻孔处而纹丝不动为标准。练习日久，每次闭气默数的数字可达数百以至数千，在此期间将自然出现胎息状态

《抱朴子》主张内修外养相结合

伤身的十三个方面：

才所不逮而困思之，伤也；

力所不胜而强举之，伤也；

悲哀憔悴，伤也；

喜乐过差，伤也；

汲汲所欲，伤也；

久谈言笑，伤也；

寝息失时，伤也；

挽弓引弩，伤也；

沉醉呕吐，伤也；

饱食即卧，伤也；

跳走喘乏，伤也；

欢呼哭泣，伤也；

阴阳不交，伤也。

避免伤身的日常起居处方：

唾不及远，行不疾步，耳不极听，目不久视，坐不至久，卧不及疲；先寒而衣，先热而解；不欲极饥而食，食不过饱；不欲极渴而饮，饮不过多。不欲甚劳甚逸，不欲起晚，不欲汗流，不欲多睡，不欲奔车走马，不欲极目远望，不欲多啖生冷，不欲饮酒当风，不欲数数沐浴，不欲广志远愿，不欲规造异巧；冬不欲极温，夏不欲穷凉；不露卧星下，不眠中见肩。大寒、大热、大风、大雾皆不欲冒之。五味入口，不欲偏多。故酸多伤脾，苦多伤肺，辛多伤肝，咸多则伤心，甘多则伤肾，此五行自然之理也。

若干条行之有效的养生之方，细研所得的精辟谋略，几乎都是生活起居中的常见问题。所以葛洪认为，养成好的生活习惯并持之以恒，就能达到延年益寿的目的。

◆ 炼丹著书，以求长生

我国炼丹术源远流长，是由远古时的采矿、冶金术演变而来的一门科学。中国人有长生不老、修道成仙的思想，遂欲求一种长生不老药，炼丹术就是在这种大背景下出现和发展起来的。

炼丹术所用的原料源于古人对大自然草木万物的认识，他们认为草木随着四季变化而生长枯衰，不具备使人长生不老的条件，所以将目光转向了矿物药，如黄金。古人认为矿物药具有永恒不变性，将这种特性移入人体中，人就能不朽。

这种不朽实际是一种荒唐的设想，由于最初人们没有认识到炼丹原料具有毒性，所以不可避免地出现了服食"仙药"反送命的现象。同时，人求长生不老是违反自然规律的，所以不计其数的炼丹家都以失败而告终。但是这种炼丹实践却推动了中国化学的产生和发展，还为后世丹药的出现奠定了基础。

1. 丹药的创制

历代方士虽然未实现服食丹药成仙的幻想，却成功炼制出治疗疾病的灵丹妙药，如红升丹、白降丹等。丹药是指汞与某些矿物药在高温条件下炼制而成的不同结晶形状的无机汞化合物。丹药的用量少，药效确切，毒性较大，一般不可内服，使用中要注意剂量和部位。

2. 发明了炼丹设备

古代的炼丹工具和设备非常完善，历数下来有20种之多，显示出我国古人的聪明和才智。尤其是我国发明的蒸馏器结构复杂，设备完善，科学性强，据英国科学家李约瑟考证，其制作原理是近代高真空分子蒸馏器的基础。

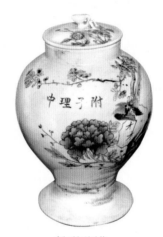

粉彩药罐

3. 发明了火药

炼丹术为现代化学奠定了基础。炼丹术是在冶炼金属的基础上产生的，随着冶铜术、冶铁术等方法的成熟，炼丹术也发展、成熟起来。炼丹的同时，火药在炼丹家的智慧中被创造出来。

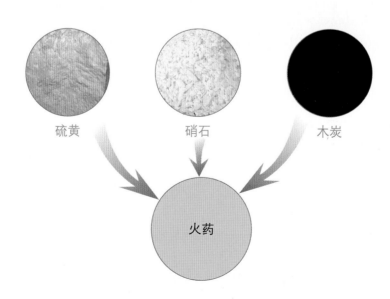

硫黄　　硝石　　木炭

火药

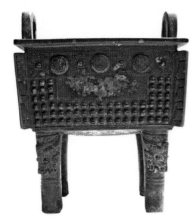

青铜器

殷商时，就能炼制精美的青铜器

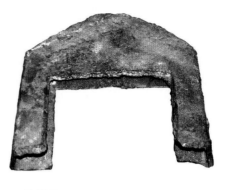

铁锸头

春秋时，人们炼制了铁，并用于农事中

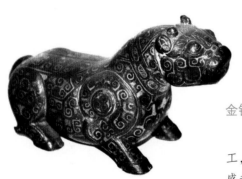

金银错铜神兽

金银错是对青铜器的精细加工，出现得较晚，春秋中晚期才兴盛起来

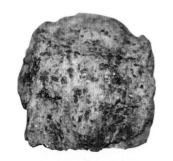

毒砂

战国时，人们就能炼制矿物药。毒砂是最常见的提炼砷的矿物药，可制取砒霜

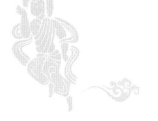

◆陶弘景

陶弘景 (456—536),字通明,时称"山中宰相",南朝梁时丹阳秣陵（今江苏南京）人。一生经历南朝宋、齐、梁三个朝代,在医药、炼丹、天文历算、地理、兵学、铸剑、经学、文学艺术、道教仪典等方面都有深入的研究,是著名的道教思想家、医药家、炼丹家、文学家。

陶弘景少年时就立下养生宏志,10岁时研读葛洪的《神仙传》,便向往长生不老,注重修炼养生。其代表作《养性延命录》全面地收录和整理了南朝以前有关养生的论述,概括出养生之方、养生之契、养生之要,对后世影响较大。

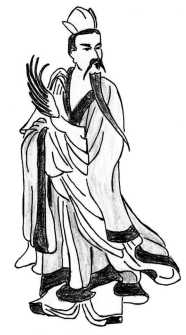

陶弘景像

养真之福境：江苏茅山

齐永明十年（492）,陶弘景37岁,他辞去官职,到江苏茅山过起了隐居修道的生活。后来齐高帝曾经询问陶弘景隐居茅山的原因,陶弘景写诗答道:"山中何所有,岭上多白云,只可自怡悦,不堪持寄君。"

茅山又名句曲山,位于江苏省句容市,海拔372.5米,自古就有九峰、二十六洞、十九泉之说。这里气候温和,四季分明,自然风光清新秀美,山势曲折秀丽,林木郁郁葱葱,是颐养身心的宝地。同时,它还是著名的道教圣地,素以"宫观甲天下"闻名于世。相传汉元帝初元五年（前44）,陕西咸阳的茅氏三兄弟曾在山中采药炼丹,开创了茅山道教。陶弘景慕山而来,隐居日久,便集儒、佛、道三家创立了道教茅山派。所以道家有云:句曲（茅山）之金陵,是养真之福境,成神之灵墟。

茅山还有一个特色吸引陶弘景长居此地。茅山土质肥沃,物产丰饶,矿藏丰富,尤其盛产各种各样珍贵药材,是天然的药物宝库。

　　李时珍在撰写《本草纲目》期间，经常脚穿草鞋，身背药篓，带着学生和儿子建元，翻山越岭，访医采药，进行实地勘察。江苏茅山曾让他收获颇丰，书中所载与茅山有关的药物多达380余种，著名的如苍术、灵芝、黄精、芍药、茯苓、泽泻、首乌、枸杞子、人参、桔梗、百合、菖蒲、黄芪、石脑、磁石、禹余粮等，其中又以茅苍术、茅菖蒲最负盛名。

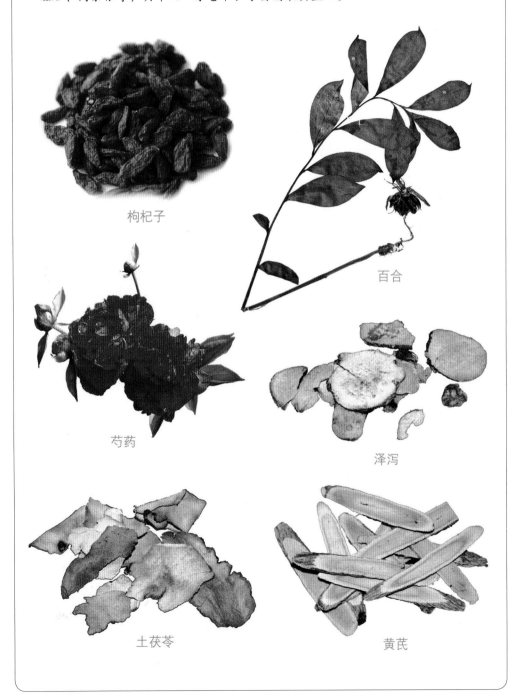

枸杞子

百合

芍药

泽泻

土茯苓

黄芪

"山中宰相"的由来

梁武帝萧衍（464—549）早年就很倾慕陶弘景的才华，登基后，亲写敕令多次招陶弘景回朝为官，并赐给他隐士常戴的鹿皮头巾，都被陶弘景一一回绝了。

陶弘景的回绝方法充满了智慧。相传他画了一幅画，画面上有两头牛，一头牛立于水草中，正悠闲地吃吃喝喝；另一头则戴着金笼头，虽说华贵却受人统御，被人鞭打。武帝看后笑了，也明白陶弘景以画明志的真实内心，便不再强求。不过，一遇有重大事件，武帝仍要跟陶弘景商讨请教，因而人们称隐居茅山中的陶弘景为"山中宰相"。

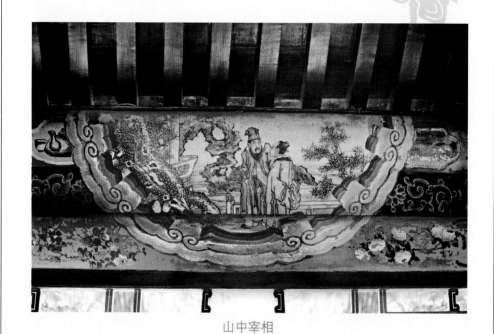

山中宰相

◆《养性延命录》

《养性延命录》是我国最早的养生学专著，它博众家之长、荟萃各家养生精华而合集成书，首次将养生理论分门别类，从饮食、起居、行气、导引、按摩、房中等方面进行论述，包括了后来养生理论的主要范围。《养性延命录》体现的是道家观点，在论及养生原则及具体实施方法时，明确提出养生的各种禁忌事项。书中还第一次提到了华佗所创编的"五禽戏"。因此，《养性延命录》作为养生学专著受到历代养生家的重视，对后世产生了一定影响。

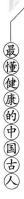
最懂健康的中国古人

内容：具体论述饮食卫生。
观点：饮食之患，过于声色。
方法：养成良好的饮食习惯，不利于健康的食物要自觉回避

食诫篇

上篇

杂诫忌禳害祈善篇

教诫篇

内容：告诉人们日常起居的注意事项和禁忌。
观点：养成良好的起居习惯。
方法：不久视、久卧、久行、久坐等

《养性延命录》

内容：总体论述养生的必要性。
观点：人所贵者，盖贵为生。
方法：放松心神，调养气息，避免扰乱心神，动耗气息

服气疗病篇

下篇

导引按摩篇

内容：讲行气术，重在掌握"六字诀"，具体为吹以去风，呼以去热，唏以去烦，呵以下气，嘘以散滞，呬以解极

内容：讲导引按摩术，包括摩面、熨眼、搔目四眦、揩摩身体（干浴）、叩齿、漱津等

御女损益篇

内容：讲两性生活。认为："房中之事，能生人，能煞人。譬如水火，知用之者，可以养生；不能用之者，立可尸矣。"

《养性延命录》

《本草经集注》

魏晋以来，新药品种不断被发现，我国最早的药物学专著《神农本草经》只记载了365个药物品种，而且原书早已遗失，存世的版本是自秦汉到魏晋几代医家的传抄辑录，分类和内容有很多不确切甚至错误的地方。

陶弘景将这365种药物详加考订，结合魏晋以来发现的新药物及当时药学研究的新成就，编辑了《本草经集注》。全书共有药物730多种，共三卷，分为玉石、草木、虫兽、果、菜、米食、有名未有用七类，对前六类再分上中下三品。内容包括：药物的炮制和配制方法；各种疾病通用的药物；中毒解救药；服药后的相宜和禁忌事项；不应当放入汤酒的药物；药物作用的相互影响等。

《本草经集注》的药物分类方法在药物分类上是一大进步，首创了以木草自然属性的分类法，对后世的影响深远。

百病横夭，多由饮食

陶弘景在《养性延命录》中载："百病横夭，多由饮食。饮食之患，过于声色。声色可绝之逾年，饮食不可废之一日，为益亦多，为患亦切。"其意是说各种病的横行和促寿多由于饮食无节制而起，所以饮食的促寿比沉于淫乐的声色更厉害。声色可避之多年，饮食却不能一天不进，所以饮食这件事对人益处多，但为害也很快。

关于饮食方法，他建议要讲求科学，根据不同的季节吃性味相符的食物，这样才能提高身体素质，预防各种疾病。根据阴阳五行理论，陶弘景指出了四时饮食与人体健康的关系，提出食物选择上的诸多建议：春宜食辛，夏宜食酸，

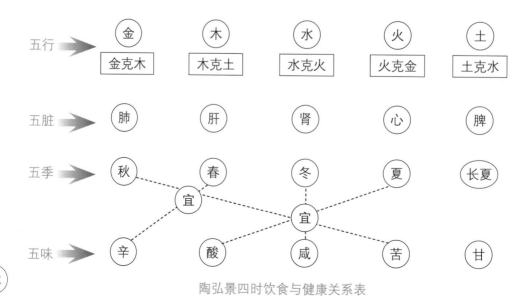

陶弘景四时饮食与健康关系表

秋宜食苦，冬宜食咸，此皆助五脏，益血气，辟诸病。食酸咸甜苦，即不得过分食。春不食肝，夏不食心，秋不食肺，冬不食肾，四季不食脾，如能不食，此五脏尤顺天理。

◆ 天道自然，人道自己

陶弘景在《养性延命录·教诫》中有一段关于养生的论述，通过问与答的形式表达了他的观点。具体表述如下：

问：同样来到世间，同样受气于阴阳，载形于天地，同样靠着饮食、呼吸而生长，却为何有的人愚笨、有的人聪明，有的人强壮、有的人弱小、有的人长寿、有的人短命呢？这是天注定的，还是人为造成的？

智者说：人的智力差别是先天就有的；而体质的强弱、寿命的长短则是人为造成的。一方面，大自然的客观规律不以人的意志为转移，此为天道自然；

后天导养的养生方

养生之方：少不勤行，壮不竞时，长而安贫，老而寡欲，闲心劳形。

养生之契：少思、少念、少欲、少事、少语、少笑、少愁、少乐、少喜、少怒、少好、少恶。

养生之要：一曰啬神，二曰爱气，三曰养形，四曰导引，五曰言语，六曰饮食，七曰房室，八曰反俗，九曰医药，十曰禁忌。

另一方面则是人道自己，即一个人是否健康长寿跟先天禀赋和后天培补有关。初生时禀赋好，生长阶段又乳食充足，成年、壮年时期注意节制饮食、声色，就会强健、长寿；初生时禀赋较差，生长阶段乳食有亏，成年、壮年时期饮食无节，恣情声色，就会薄弱、短命。可见生长、发育非常充分，再注意后天导养的话，年寿就长。

◆ 博学勤思，脑筋不老

陶弘景出身于书香门第，自小就与书结缘。他自幼聪明异常，相传四五岁时就用荻杆作笔在灰中学字，八九岁时已读书千卷，六经已烂熟于心，10岁开始研读葛洪的《神仙传》。成年后，他对六经诸子、历代史传无所不通。同时他还善琴棋，工草隶，通晓历代典章制度，不到20岁便被召为南朝宋末诸王侍读。

陶弘景日常读书涉猎很广，内容涵盖阴阳五行、风角气候、太一遁甲、星历算数、山川地理、方圆物产、医方药剂、虫鸟草木、考校名类、种种术数等。他总是对所读之书进行深入的思考研究，现代医学表明，勤于思考的人脑血管经常处于舒张状态使神经细胞得到良好的营养，大脑功能就不会早衰，脑为元神之府，而养生的关键又重在养神。同时为了寻书，他还经常外出远游，身临大自然中，使脑力、体力和心情都得到充分锻炼，其养生之法就在其中。

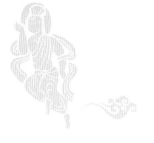

◆ 陈抟

陈抟（871—989），字图南，自号扶摇子，生于唐末，亳州真源（今河南鹿邑）人。五代宋初著名的道教学者，宋太宗赐号"希夷先生"。他早年倾向功名，但举进士不第，于是隐居武当山专心研究睡功健身之术，后移居华山。其好读《易经》，著有《无极图》和《先天图》。陈抟的学术思想是多方面的，主要是易学、老学和内丹学。他是内丹学理论形成的代表性人物，教徒称其为"陈抟老祖""睡仙"等。

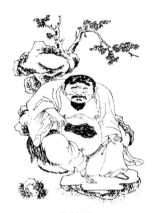

陈抟像

亘古无双胜境：湖北武当山

武当山，位于湖北省西北部十堰市境内，发源于秦岭，为大巴山北脉。景区面积古称"方圆八百里"，现有312平方公里。这里的景致美得无与伦比，高险幽深，飞云荡雾，磅礴大气，被誉为"亘古无双胜境，天下第一仙山"。

武当山自古以来就是道士修炼、传道的仙山福地，传说常有仙人出没。相传这里是道教所敬奉的"玄天真武大帝"（亦称真武帝）的发迹圣地，说他在此修炼42年后得以飞升。所以历朝历代来此隐居的修道者不计其数，如战国时期的尹喜真人、汉代的阴长生、晋代的谢允、唐代的吕洞宾、明代的张三丰、清代的王常月等。陈抟也在此隐居修炼。

陈抟名字的由来

陈抟尤为欣赏《庄子》，不仅因为他们同是涡河之畔的同乡，更因此对庄子的学识、道德和文章赞赏有加。他的名、字和号——"抟""图南""扶摇"均出自《庄子·逍遥游》："鹏之徙于南冥也，水击三千里，抟扶摇而上者九万里。""故九万里，则风斯在下矣，而后乃今培风，背负青天而莫之夭阏者，而后乃今将图南。"表现了他要像庄子笔下的大鹏一样，有水击三千里、翱翔九万里的宏伟抱负。至今在庄子垂钓的濮水边尚有陈抟练功的"卧石"遗迹和他经常栖息的"陈仙桥"，他的常居之处被后人称为"陈抟店"。

◆《无极图》

陈抟开创了图学，借易理建立其模拟自然的修炼理论，将《易》与道教炼养术结合，并且绘制成图，以授道于人。明末清初的黄宗炎在所撰《太极图说辨》中说："图学从来，出于图南，则道家者流，杂以大易，遂使天下靡然称为易老……"

《无极图》是一张练功图，主要说明道家修炼内丹的方法。它是对太极先天之图的继承和发展，是图学中最突出、影响最大的图式。据传他曾将此图刻于华山石壁。后来周敦颐的《太极图》就是由此图衍生而成。

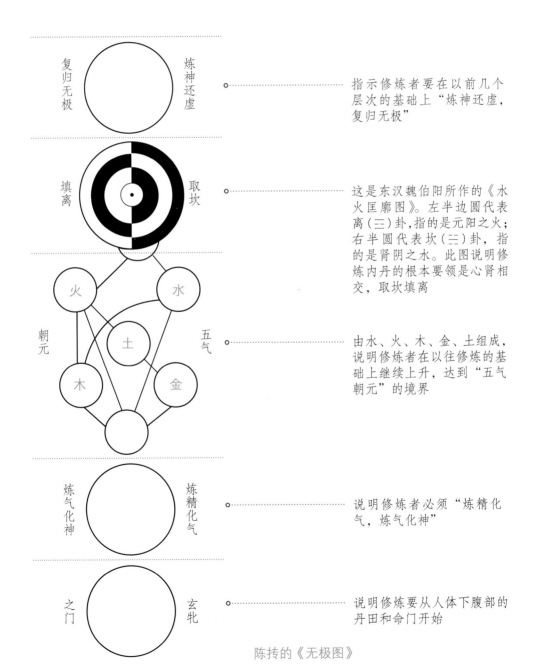

指示修炼者要在以前几个层次的基础上"炼神还虚，复归无极"

这是东汉魏伯阳所作的《水火匡廓图》。左半边圆代表离（☲）卦，指的是元阳之火；右半圆代表坎（☵）卦，指的是肾阴之水。此图说明修炼内丹的根本要领是心肾相交，取坎填离

由水、火、木、金、土组成，说明修炼者在以往修炼的基础上继续上升，达到"五气朝元"的境界

说明修炼者必须"炼精化气，炼气化神"

说明修炼要从人体下腹部的丹田和命门开始

陈抟的《无极图》

龙图指的是龙马负图。传说龙图三变，即天地之数之三变，由陈抟创立。

龙图第一变

天数：这是天地未合之图，以白圈为天，以黑点为地。上图天数排列以五个为一组，即"天五"。横向三组，纵向三组，即"天三"。横线点数相加为九，竖线点数相加也是九，即"天九"。横向和竖向点数之和皆是十五，总数为二十五，这是天地未合之数。天数"一"与地数"六"皆不配位，故起作用的数是二十四。

地数：天数以五为单位，地数以六为单位，每六个为一组，共分五组，总点数为三十。

龙图第二变

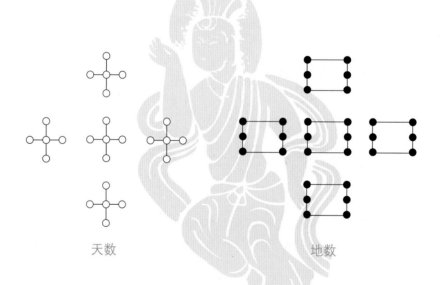

天数　　　　　　　　　　　地数

天数变图：是由第一变的天图演变而来。未合之天图共有五组，将上一组去四留一，左一组去一留四，右一组去二留三，下组去三留二。中间不动。这样所余一、三、五仍为阳数，用○表示；而二、四则变成了阴数，用●表示。

地数变图：在未合六组之地图中，上组六加天图左边去掉的那个"一"则为七，左组六加天图右边去掉的"二"则为八，右组六加天图下去掉的"三"为九，天图上去掉的"四"加在中间为十，下组不动，这样天图减下来的十个〇都有了位置。变化之后，上七、右九为阳数，用〇表示；左八、下六、中间十为阴数，用●表示。

龙图第三变

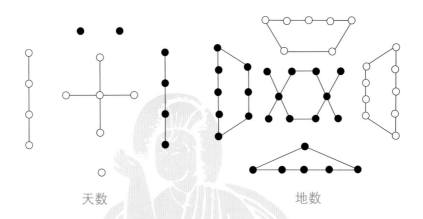

天数　　　　　　　　　　　　　　　　地数

《河图》：两图相合，即天一与地六相重，地二与天七相重，天三与地八相重，地四与天九相重，天五与地十相重，这就是五行生成数相合而成《河图》，是五行生成图。

《洛书》：两图相交，上图左中间的"五"不动，上图右中间的"十"不用，将两图的奇数分居四正位，偶数分居四隅之位，这样形成的图就是《九宫图》，即是《洛书》。

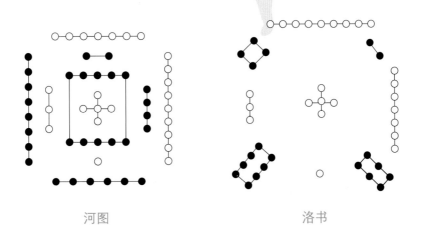

河图　　　　　　　　　　　　　　　洛书

◆ 神奇睡功，修身延年

睡功是道家修炼内丹的一种方法。内丹以人身为鼎炉，身内精、气、神为药物，以意念引导使之在体内循环烹炼，经过一定的步骤，使精、气、神在体内凝结成丹。陈抟的睡功与内丹修炼原理基本一致，以身口为炉，宫室为灶，肾为水，心为火，肝为木，使木生心火练肾水，直至炼成金丹。

陈抟善于总结前人的经验，还对"鹿眠""鹤眠""龟息""龙眠"等睡功进行了深入研究，一睡就是数月，不动、不食、不饮，却脉搏无息，面色红润，所以成为天下睡功第一人，被称为"睡仙"。

睡功图

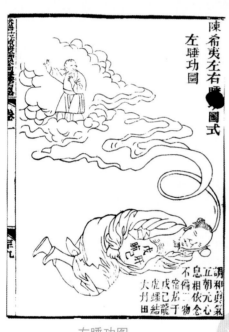

左睡功图

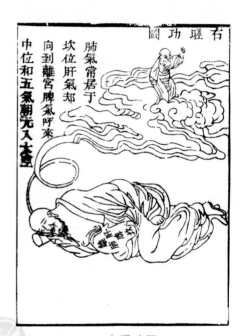

右睡功图

右睡功，右侧卧，右手曲肘，手心垫面，大拇指与食指分开，将右耳放在拇指与食指开空处，使耳窍处留空。腰背稍直，左腿弯曲，使大腿抵达坤腹，并泰然安放在褥子上，再将左腿顺右腿姿势挨放。呼吸、意念注于脐部，心息相依，渐入心息两忘，至于大定之境。左睡功，左侧卧，方法与右睡功相同。右侧卧不会压迫心脏，故优于左侧卧。

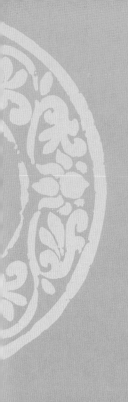

下

博大精深的传统健身术

　　健身术是中国传统文化中的瑰宝，内涵丰富，囊括了药养、食疗、针灸、按摩、气功等丰富多彩的保健之道。导引术、气功、太极等健身功法更是人们日常生活中便捷可行的健身之法，系统、科学地练习，利于强身健体、缓解压力，使生命更有活力。

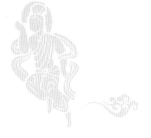

导引健身术

◆ 概说

导引术是我国古代先民同大自然和自身疾病做斗争的产物，其历史悠久，源远流长，博大而精深。据史料记载，导引术由原始舞蹈演化而来。《吕氏春秋》中有记述，从前先民们居住的地方地势低洼，地面多水而湿气重，人多患有筋挛骨痛的病症，即中医说的"郁滞"。他们经常跳舞，舞蹈的动作基本是模仿动物跳跃和飞翔的姿势。他们发现，每当他们围着篝火跳舞后，病患就会好很多，令他们疑惑不解。经过多次尝试，他们得出结论：舞蹈不仅有振奋精神、解除疲劳的作用，还能治疗这种"郁滞"病。

《庄子·刻意》中载："吹呴呼吸，吐故纳新，熊经鸟申，为寿而已矣。此道引之士，养形之人，彭祖寿考者之所好也。"这是最早记录中国古代导引术的一段文字，道出了导引术是一种跟呼吸运动、肢体运动和意念活动结合在一起的功法，能起到宣导气血、伸展肢体、医治病邪的保健作用。

导引术的沿革

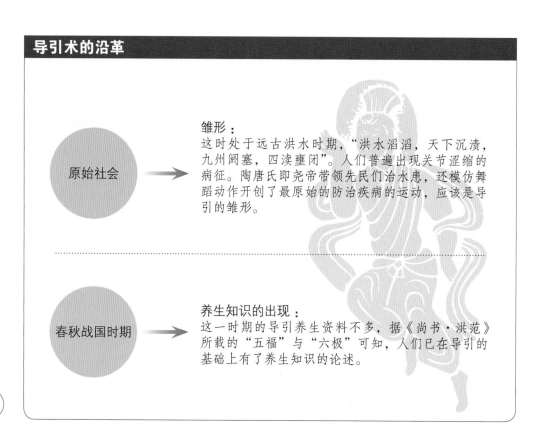

原始社会 →

雏形：
这时处于远古洪水时期，"洪水滔滔，天下沉渍，九州阏塞，四渎壅闭"。人们普遍出现关节涩缩的病征。陶唐氏即尧帝带领先民们治水患，还模仿舞蹈动作开创了最原始的防治疾病的运动，应该是导引的雏形。

春秋战国时期 →

养生知识的出现：
这一时期的导引养生资料不多，据《尚书·洪范》所载的"五福"与"六极"可知，人们已在导引的基础上有了养生知识的论述。

五福

寿（百二十年）
富（财丰富）
康宁（无疾病）
攸好德（所好者德福之道）
考终命（不夭折）

六极

凶短折（寿命不长）
疾（身体有病）
忧（精神不愉快）
贫（贫穷）
恶（不善良）
弱（身体衰弱）

汉代

导引专著：
1973年长沙马王堆汉墓出土了导引养生方面的专著和彩图《养生方》《却谷食气篇》《导引图》，再现了两千一百多年前古人的养生情况。

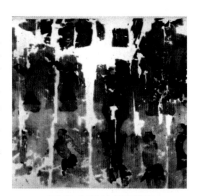

刚出土时的导引图

魏晋南北朝

整理资料：
《养性延命录》是我国历史上第一部对导引资料进行整理的辑录专辑，由梁代著名医家陶弘景所著。

隋唐时期

导引按摩：
这一时期是导引按摩发展的鼎盛时期，出现了专业的按摩人员和专科学校。

宋元时期 ➡️ **《云笈七签》：**
宋元时期是导引术汇集辑录散见于各种书籍中的高峰阶段。《云笈七签》是一部由宋代张君房编著的道书，汇集的导引养生资料包括：陶弘景的《养性延命录》、孙思邈的《摄养枕中方》等。

明清时期 ➡️ **《遵生八笺》：**
明人高濂对古代导引资料进行整理，选取八套导引功法汇编而成《遵生八笺》。这部导引养生书籍极具价值，还译成英文在国外发行。

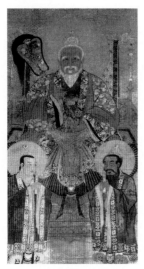

太上老君像

遵生八笺

治万病坐功诀三十三势

八段锦导引法与八段锦坐功图

婆罗门导引法十二势

天竺按摩法十八势

太上混元按摩十六势（即老子按摩法）

五脏导引法十二势

灵剑子四时导引法十五势

陈希夷十二月坐功二十四势

◆ 养生机理

《灵枢·官能》中载："理血气而调诸逆顺，察阴阳而兼诸方，缓节柔筋而心和调者，可使导引行气。"此段论述了古代导引术的主要治疗范围和功能：调气血、衡阴阳、缓柔筋等。可见，它是在中国古代特有的经络气血学说和阴阳学说基础上发展起来的，是将传统仿生学、传统武学融入其中创编而成的。其养生机理也与中医的整体观念、脏腑经络、气血理论、阴阳五行学说等有关。

基础：疏导经络

五脏有疾，当取十二原：经络是人体内运行气血的通道，由十二条正经和奇经八脉组成。经络内与脏腑相连，外与体表和关节皮肉相关，脏腑或气血的疾病都会循经反映到体表。而且每一脏腑都有自己所属的经脉，所以中医治病特别注重"五脏有疾，当取十二原"的理论。

练功归经：导引养生功把这一原理用于导引之中，整个功法都贯穿着循经取动、循经取穴、循经作势、以指代针，它的每一个动作甚至每一个节拍，都是根据有关经脉的走向规律和起止点来安排的，即"练功归经"。

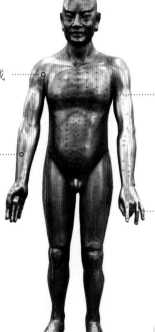

材质为青铜浇铸而成 ········

穴位孔
所有的穴位都凿穿小孔，深约1.2分，周身共有674个穴位孔。体表共标有354个穴位名称

经络
体表阴刻十四经脉循行路线

中指同身寸

仿宋针灸铜人

核心：气血理论

导气是根本：气血运行于周身，是人体生命的动力和源泉。机体所发生的一切病理变化无不与气血有关。而且气血相互为用，相互影响，气能生血、行血和摄血，反过来，血又能生气、载气。气虽然看不见、摸不着，却对人体有着十分重要的多种生理功能。导引养生功的每一套功法就是以导气为根本，注重疏导气机，以达到活血行血的目的。

博大精深的传统健身术

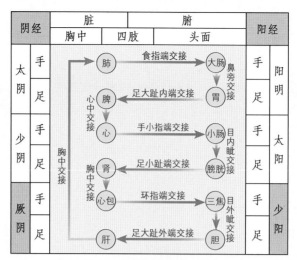

阴经		脏		腑		阳经	
		胸中	四肢	头面			
太阴	手	肺	食指端交接	大肠	鼻旁交接	手	阳明
	足	脾	足大趾内端交接	胃		足	
少阴	手	心	手小指端交接	小肠	目内眦交接	手	太阳
	足	肾	足小趾端交接	膀胱		足	
厥阴	手	心包	环指端交接	三焦	目外眦交接	手	少阳
	足	肝	足大趾外端交接	胆		足	

十二经络气血流注次序图

指导：阴阳理论

阴阳平衡：人体内的阴阳不是静止不变的，阴阳也跟昼夜一样，存在彼此消长的过程，疾病的发生跟阴阳变化有关，阴阳平衡则健康，阴阳失调就会导致脏腑气机升降以及气血运行紊乱而发生一系列病理变化。导引养生功法以阴阳理论作指导，通过习练使有余者泻，不足者补，达到一种平衡的正常状态。

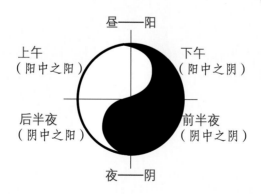

昼（白天）→阳→上午（平旦至日中）→阳中之阳（阳气旺）
　　　　　　　　下午（日中至黄昏）→阳中之阴（阳气衰）

夜（黑夜）→阴→前半夜（合夜至鸡鸣）→阴中之阴（阴气旺）
　　　　　　　　后半夜（鸡鸣至平旦）→阴中之阳（阴气衰）

昼夜阴阳之中再分阴阳示意图

指导：五行学说

整体观：五行即木、火、土、金、水之间存在着相生、相克、相乘、相侮的规律，若对此规律善加利用，就能全面了解人体生理活动的规律性和病理变化。五行学说从整体观出发，认为人体是统一的整体，即一个脏腑有病就会牵连其他，所以看问题要全面。导引养生功法以五行学说为指导，从整体出发，既对症治疗，又辩证论治，从而达到养生的目的。

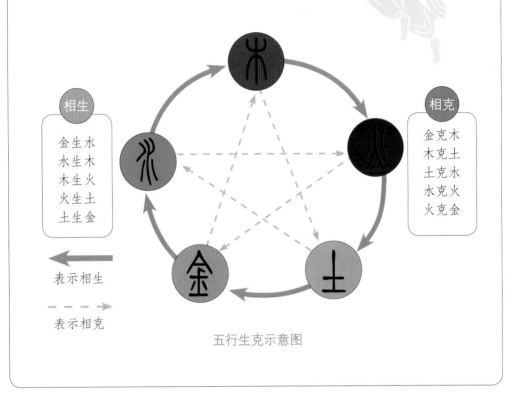

五行生克示意图

◆《导引图》

《导引图》是现存最早的医疗体操图，1973年底出土于长沙马王堆3号墓。考古专家认为，这幅《导引图》是一幅工笔彩色帛画，属西汉早期作品。复原后的图画长约100厘米，高约50厘米。图中绘有44幅人物全身导引图，图分4层，每层11人，人像高9～12厘米。图中练功者的姿势和动作形象逼真、栩栩如生。此帛画充分展示了中国古人是如何进行健身锻炼的。

《导引图》的功法内容包括四个方面：一、肢体运动，不拿任何器械，只伸展肢体做类似舞蹈的动作。二、持械运动，手中拿着盘、棍、球、袋等器械作为辅助动作。"以杖通阴阳"即为此类动作。三、呼吸运动，图中的"仰呼"就属于此类功法。四、意念活动，表现为凝神入静存想模样。

图国
典粹

健身

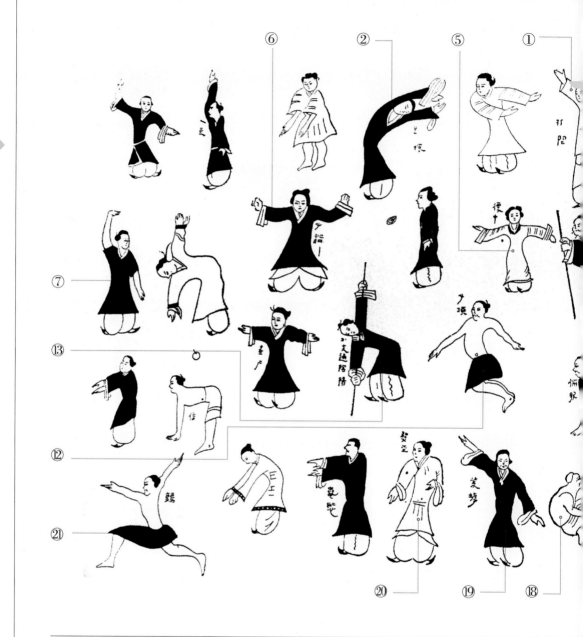

① 治疗阴脉病症的医疗功法。
② 模仿螳螂动作的仿生功法。
③ 治疗胁肋部疼痛的医疗功法。
④ 治疗癫痫的医疗功法。
⑤ 治疗腹中诸疾的医疗功法。
⑥ 治疗耳聋的医疗功法。
⑦ 治心胸烦闷不舒的导引术。
⑧ 治疗膝髌疼痛的医疗功法。
⑨ 治疗邪积腋下腰上之胁肋部所致疾患，属医疗功法。
⑩ 模仿鹤飞之态及鹤鸣之状的仿生功法。
⑪ 治疗手足逆冷之症，属医疗功法。

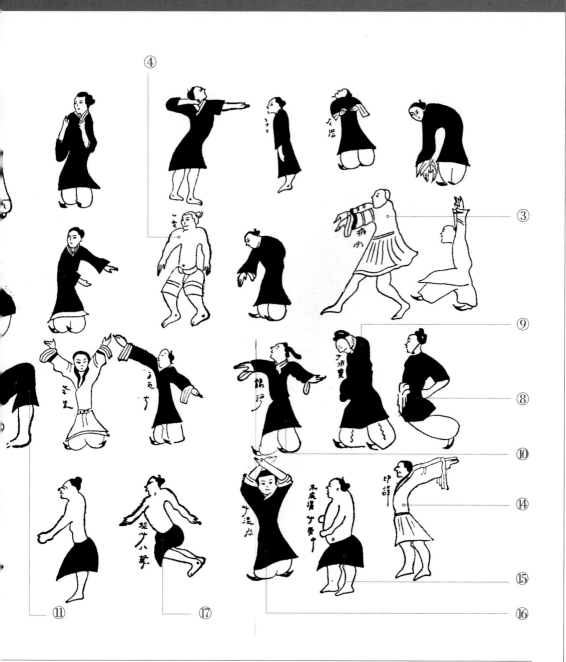

⑫ 治疗颈部疾患，属医疗功法。

⑬ 以杖通阴阳。借助棍杖配合意念导引，以疏导人体内在之阴阳气机。

⑭ 仰呼，属呼吸运动。

⑮ 引治内热之病，属医疗功法。

⑯ 引温病。

⑰ 此为把握天地方位、吸食自然精气的呼吸运动。

⑱ 治疗痹痛，属医疗功法。

⑲ 模仿猿之呼啸，属仿生功法。

⑳ 模仿熊态，属仿生功法。

㉑ 模仿鸟飞之状，属仿生功法。

气功健身术

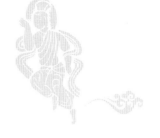

◆ 概说

气功是一种医疗保健功法，历史悠久，两千多年前的先秦时期就出现了很多论述气功的著作。战国后期，气功理论得以形成。

气功是一种练气和练意的养生功夫，通过调整身体姿势，锻炼呼吸，集中和运用意念，以意引气循着人体的经络运行。通过气的运行调节和增强有关脏腑的机能，加强"元气"，达到强身保健的目的。

"气功"一词的叫法最早见于晋朝道士许逊著的《净明宗教录》，书中有"气功阐微"的记载，但并不多见。当时的叫法繁杂不一，道家称之为"吐纳""内丹"，佛家称之为"静坐""止观"，儒家称之为"养气""修身"，医家称之为"导引""按跷"……直到1979年7月，"气功"一词才被正式确定，并把各门各派的功法统称为"气功"。

历代气功的发展沿革

春秋战国时期

诸子百家：作为自我身心修养和锻炼方法的气功受到诸子百家的重视，他们各抒己见，各行其道，对气功进行了认真的实践和研究，然后纷纷立言和推崇，标志着中华气功学作为一门学问已经建立起来

远古到夏、商、周时期

《周易》：周文王深入研究伏羲的八卦，把八卦扩展到六十四卦，写下了旷世巨作《周易》，虽说在当时《周易》与气功的联系并不明确，但却为后人深入研究气功理论打下了基础，开创了华夏气功理论的先河

秦汉时期

符箓气功：气功在汉代很流行，以祛病健身为主。东汉时出现了道教气功，以追求长生不老、羽化登仙为目的，其中又以符箓气功为主流，其特点是：除自我修炼外，一套符、诀、法术，既可帮助自修，也可为人治病

符箓派气功

符是一种笔画屈曲、似字非字的图形；箓是记天曹官属佐吏之名，又有诸符错杂其间的秘文。据说，符箓是天神的文字，有召神驱鬼、镇邪治病的功效，故常和禁咒一起被道士们用来召神劾鬼、驱妖镇邪。

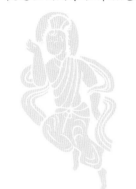

符箓派气功

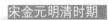

魏晋隋唐时期

佛教气功：这一时期佛教气功逐渐强大起来，是印度气功和中国传统气功的结合，如开创禅宗的达摩祖师的"壁观"法就属于原始的佛教气功

宋金元明清时期

《正统道藏》：这一时期涌现出很多专门论及气功的作品，医、儒、道、佛各家都有名贤名作问世，但最值得一提的是集道家、道教资料之大成，并兼收儒、医之说的《道藏》。该书自唐开元年间正式汇编，历朝增补，至明正统年间重辑全藏，名为《正统道藏》，共成五百一十二函、五千四百六十五册的洋洋巨著，其中保留了极为丰富的气功资料

内丹术

内丹术是道教修炼养生的一种气功法，它通过一定的炼养步骤，使精、气、神在体内凝聚成丹，以改变人体素质、激发人体潜能、健身防病、延年益寿。炼养内丹离不开药物、鼎炉、火候三要素。药物是指维持生命的精、气、神，又称"三宝"；鼎炉是指人体炼精、气、神的部位，鼎在头部百会，炉在腹部丹田；火候是指精、气、神在体内运行过程中每个阶段炼丹者意念运用的程度。

◆ 行气玉佩铭

"行气玉佩铭"据考证是战国后期的作品，是我国现存最早的记录气功功法的文字资料，十分珍贵。它并非古人挂在腰间的玉器饰品，而是杖首，即手杖把头上的装饰。它是一个十二面的棱柱体青玉，中空但未穿顶，用来套在杖上，有灰黑色晕斑。每面自上而下都用阴文篆刻三个字，共 45 个字，内容讲述的是"行气"的要领。其大意是：行气功要深深吸气，体内蓄积的气体增多，然后引气下伸，稍停，意固气于下焦；然后缓缓呼出，如草木之萌芽，往上长，与下伸的径路相反而退出，退到绝顶。这样，天机便朝上动，地机便朝下动。顺此行之则生，逆此行之则死。

行气玉佩铭文

行气玉佩铭原文内容为："行气，深则蓄，蓄则伸，伸则下，下则定，定则固，固则萌，萌则长，长则退，退则天。天几春在上，地几春在下。顺则生，逆则死。"记载了一套完整的小周天练功法。经考古学家郭沫若考证，此铭文是周安王二十二年（前380）所作。现藏于天津博物馆，拓片铭文收入《三代吉金文库》中。

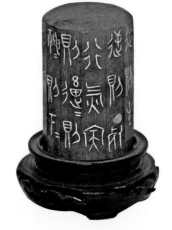

行气玉佩铭拓片　　　　行气玉佩铭

太极健身术

初识太极

太极是中华文明的宝贵财富，博大而精深，既代表宇宙的本原，也暗含天地万物产生、演变的过程。

在太极未形成词义以及图形之前，中国古人对宇宙已有了朦胧的认知与思辨。古人认为"太极"是天地混沌之气的原始状态，并将"太极"视为宇宙的本原，是易学研究的重要基础。所谓"太极"，古人解释为"太有至""极有限"，即达到极限，没有相匹之意，也包含了至大、至小的时空极限的道理；大到无穷之大，但不超过圆内的空间；小到无穷之小，却不等于零或没有，此为"太极"的根本含义。

"太极"最初的含义大多与阴阳五行学说结合在一起，同时，八卦象数之学也常常作为解释其义的手段。这些形成了中国古人最初的自然观念。有关太极学说的最早经典为《周易》，最早见于《易传·系辞》："易有太极，是生两仪。""太极者，天地万物之始也。""因而大以成大，小以成小，大之而立天地，小之而悉秋毫，浑然太极之理，无乎不在。"

中国古人认为，宇宙是从无极生成太极，是万物演变、生化的过程。太极就是阴阳未分之前的混沌状态。《周易·系辞》又说："两仪生四象，四象生八卦。"意思是说，两仪是太极的阴、阳二仪，宇宙间的一切都包含这阴和阳、表和里两个方面。

太极图

《太极图》是中国古代概括阴阳易理和反映世界发生、发展变化规律的图式，博大精深。创制《太极图》的理论根据是《易传》中的"易有太极，是生两仪，两仪生四象，四象生八卦"。古人认为这段话阐述的是宇宙的演化过程，所以他们认为太极是个元气。正如班固《汉书·律历志》说："太极元气，函三为一。"

历朝历代的学者所创制的太极图图式有很多种，归纳起来共有三大类：第一类太极图是简单的空心圆。古人认为太极是个无形无象、看不见、听不到的存在物。既然无形无象，也就不可能被画成图。第二类太极图是宋代理学家周敦颐的太极图（周氏太极图）。起初它并未受到重视，但朱熹认为它很重要，整理周敦颐著作时就将其放在了书的最前面。不过，朱熹认为这张太极图并不合理，于是做了改动。

第三类太极图就是现在最流行的阴阳鱼图。阴阳鱼太极图原来不叫太极图，而叫"天地自然河图"。相传，伏羲就是根据这个图画的八卦。

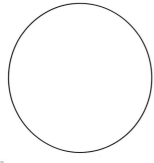

太虚图

又名"无极图"，此图取自宋代林至的《易禅图》

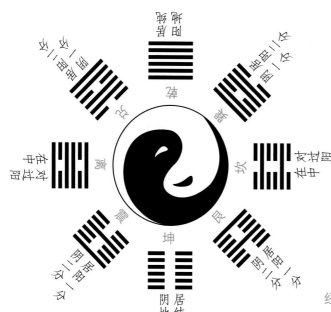

天地自然河图

出自宋代陈抟之手，相传其源自《周易参同契》

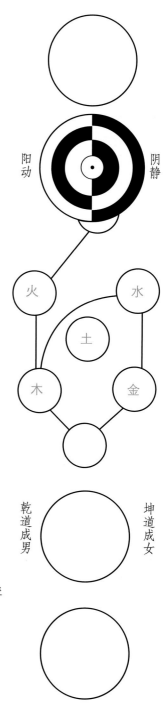

阳动　阴静

火　水

土

木　金

乾道成男　坤道成女

经朱熹改过的周氏太极图

北宋理学家周敦颐继承陈抟的无极图而制定了太极图，后来朱熹将其做了改动，成为现在的周氏太极图

黑、白阴阳鱼

　　太极图由黑、白二色构成，白为阳，黑为阴。黑中有白、白中有黑，黑、白二色呈鱼形相抱之势，中国古人将其称为"阴阳鱼"。阴阳鱼内与之颜色相反的圆点，称为阴阳鱼的"目"，即"鱼眼"。黑鱼有白眼，白鱼有黑眼，表示万物阴中有阳、阳中有阴，二者互为交融与对应。

　　"阴阳鱼"的图案出现在人类活动中，最早可追溯至新石器时期。太极图具有点、线、面、阴、阳的各种结构。太极阴阳鱼由一条"S"形曲线分隔。它是一条漩涡状的曲线，呈动态之美。太极图中，黑、白二色的形状两端各呈一大、一小分布，二者相抱形成圆圈，统一又互相制约。漩涡状的 S 形曲线是一种动态相，暗含着万物阴阳变化皆在螺旋式动态中发展，具有"欲左先右，欲右先左，欲发先合，欲收先放"的阴阳辩证含义。

圆的含义
圆代表混沌状态的"无极"。"无极"一分为二，产生了阴阳鱼相抱而组成的"太极"，它表现着"太极生两仪"

阴阳鱼的含义
双鱼首尾相连代表万物轮回，生生不息。
双鱼呈对立之势，富运动之感。
鱼尾部流向对立方向，由量变转化为质变。说明万事万物都是由阴阳的对立统一运化发展来的，万事万物都按照太极图所标示的阴阳对立统一，生生不息，变化无穷

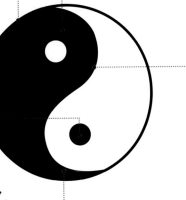

"S"形曲线
"S"形曲线将太极图一分为二，形成阴阳鱼，二者相互制约、统一、相贯、包容

"鱼目"的含义
在阳仪中产生了"阳中阴"，这就是阳鱼中的黑色鱼眼；在阴仪中产生了"阴中阳"，这就是阴鱼中的白色鱼眼。两个鱼目暗含阳中有阴、阴中有阳之意，也为两个对立面的核心

黑、白二色
表示阴、阳对立统一于一个事物之中

◆ 太极拳

太极拳是我国古老的武术拳种之一，有三百多年的历史，其博大精深的拳理、刚柔兼济的动作、强身健体的养生功能深受广大群众喜爱。太极拳蕴含着丰富的中国传统文化，吸取了阴阳五行学说，以道教、太极八卦等为理论基础，表现在动作中，如绵绵不断的春蚕吐丝、滔滔不绝的江河之水。

太极拳以古太极图蕴含的哲理为基本拳理，故名。太极拳是对《周易》精妙思想的绝好应用，太极中阴阳对立统一的观点，万事万物不断运动变化、循环往复的思想，不偏不倚、中和平衡的精神，都在太极拳中得到了充分体现。对太极拳而言，动为阳，静为阴；刚为阳，柔为阴；攻为阳，守为阴；实为阳，虚为阴。太极拳的动作包含阴阳、动静、虚实之间的转化，拳法千变万化、循环往复、开合结合，动作名称和拳势风貌都讲求意境神韵，给人以无尽的想象空间。太极拳又称"十三势"，指的是太极拳中八种手法和五种步法，源于《周易》中的后天八卦（文王八卦）和阴阳学说中的五行。

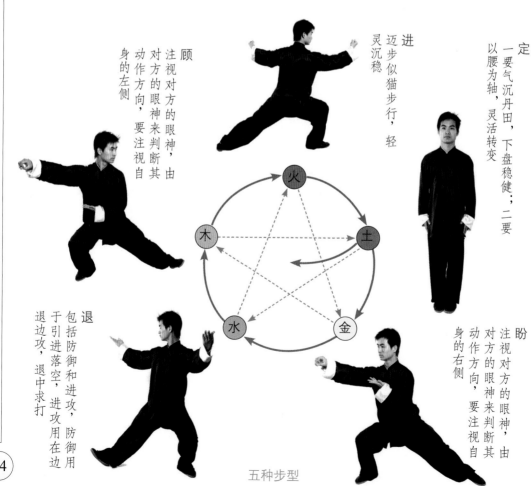

顾　注视对方的眼神，由对方的眼神来判断其动作方向，要注视自身的左侧

进　迈步似猫步行，轻灵沉稳

定　一要气沉丹田，下盘稳健，二要以腰为轴，灵活转变

退　包括防御和进攻，防御用于引进落空，进攻用在边退边攻，退中求打

盼　注视对方的眼神，由对方的眼神来判断其动作方向，要注视自身的右侧

火　木　土　水　金

五种步型

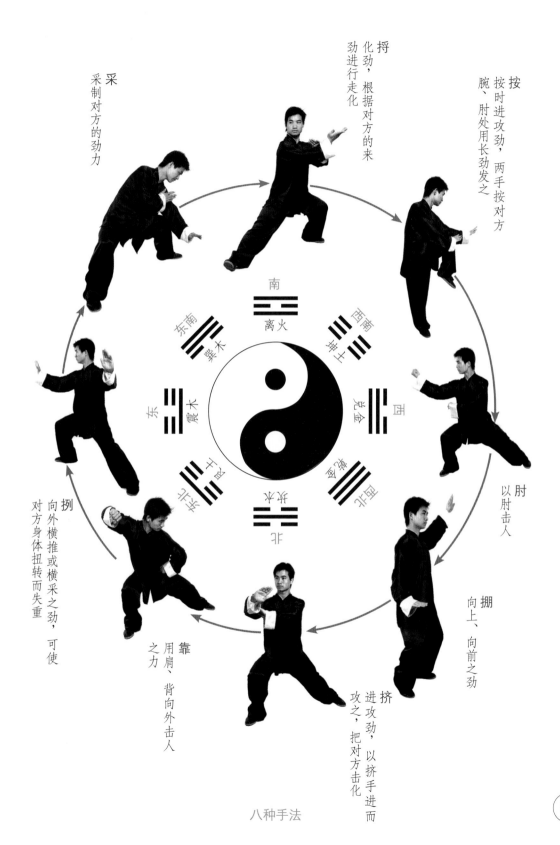

采
采制对方的劲力

捋
化劲，根据对方的来劲进行走化

按
按时进攻劲，两手按对方腕、肘处用长劲发之

南
离火

西南
坤土

西
兑金

西北
乾金

北
坎水

东北
艮土

东
震木

东南
巽木

肘
以肘击人

挒
向外横推或横采之劲，可使对方身体扭转而失重

靠
用肩、背向外击人之力

挤
进攻劲，以挤手进而攻之，把对方击化

掤
向上、向前之劲

八种手法

85

　　太极拳中有一个非常特别的缠丝理论，其运动呈螺旋状。在完全运动的状态下，行拳时掌心由内向外翻或由外向内翻，太极图的形状即表现出来了。太极拳的缠丝法可分两种：

　　1．顺缠丝。行拳时，掌心由内向外，为劲。

　　2．逆缠丝。行拳时，掌心由外往内，多数为捋劲。

　　缠丝法在太极拳中又可生出五对不同方向的缠丝。上下、左右缠丝是一个太极圆，里外结合，从平面到立体又形成太极圆，形成一幅生动的运动太极图。

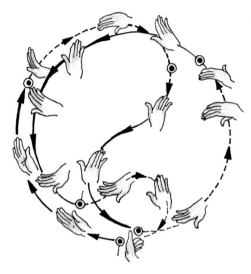

右手缠丝

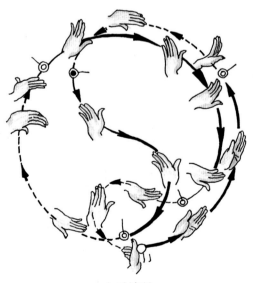

左手缠丝

太极拳流派

太极拳在其发展普及的过程中衍变出多个流派，其中以陈式、杨式、吴式、孙式、武式五大流派为太极拳发展的主流。

五式太极拳皆以"掤、捋、挤、按、采、挒、肘、靠、进、退、顾、盼、定"等为基本方法，动作、套路基本一致，但各式太极拳又各具特点。

陈式太极拳

太极拳流派之一。陈式太极拳分老架、新架和小架三种，发源地为河南温县陈家沟，创始人为清初陈王廷。陈氏第十四世孙陈长兴在祖传拳术的基础上创编了陈氏太极拳一路和二路，称为"老架"或"大架"。其中，一路以柔为主，柔中带刚；二路以刚为主，刚中有柔。陈氏太极拳以松柔为本，刚柔并济，发力富有弹抖性，讲究缠丝力法，速度时快时慢，注重丹田内转和"意""气""形"的统一。陈式太极拳是我国最古老的拳种，在其基础上形成了杨式、吴式、武式和孙式等流派的太极拳。

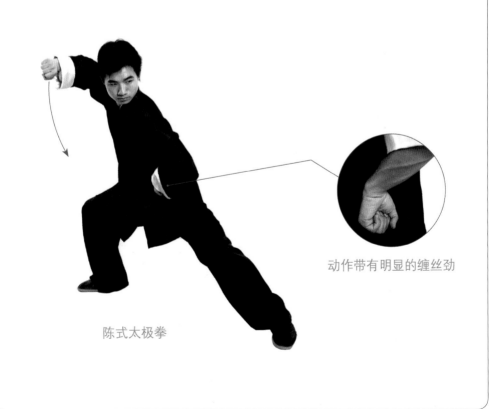

动作带有明显的缠丝劲

陈式太极拳

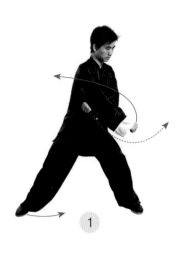

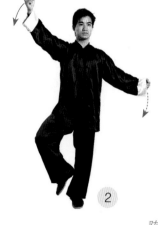

1

2

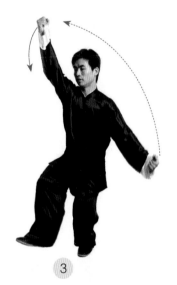

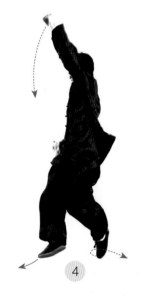

3

4

陈式裹鞭炮

　　裹鞭炮，又称"裹身鞭""里变"，陈式太极拳拳式之一。动作特点是两臂向身体中线部位交叉里合，将躯干向里裹着，形似裹紧的鞭炮，故名。此动作充分地体现了陈式太极拳"窜蹦跳跃、闪展腾挪"的特点

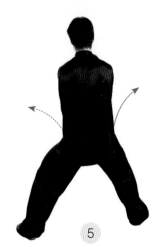

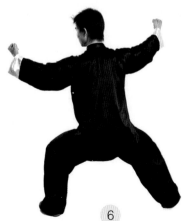

5

6

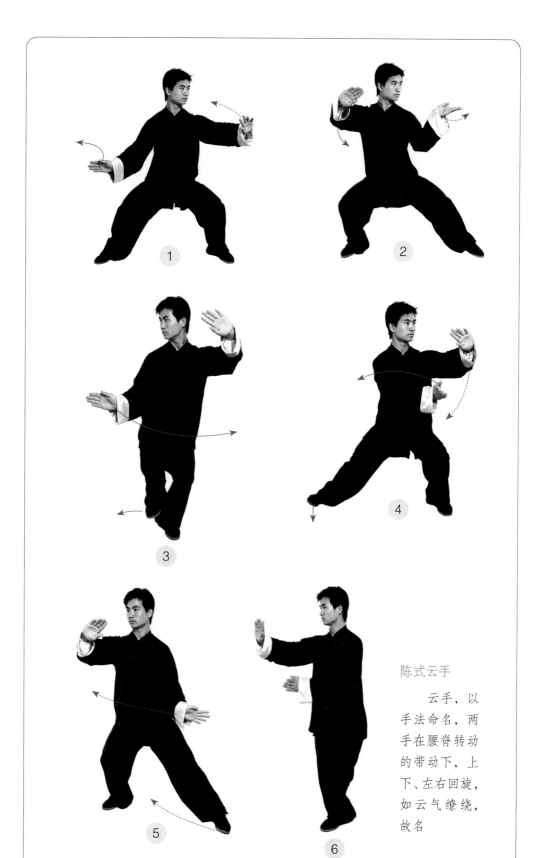

陈式云手

云手，以手法命名，两手在腰脊转动的带动下，上下、左右回旋，如云气缭绕，故名

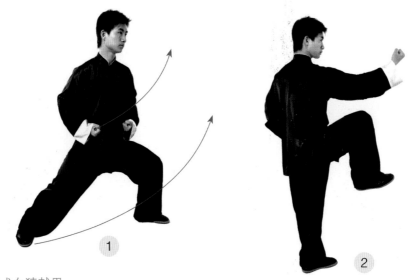

陈式白猿献果

　　白猿献果，陈式太极拳独有架式。此式经过身体的运动，技击点落于提拳、提膝，外形如猿猴捧献一只桃子，故名

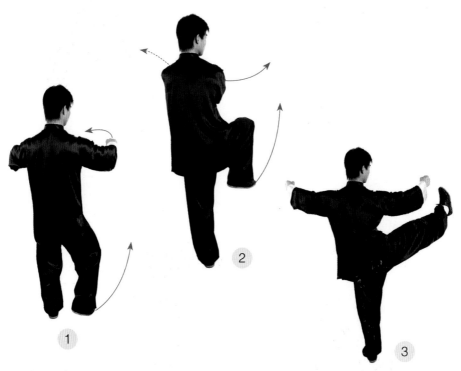

陈式蹬一根

　　蹬一根，陈式太极拳独有架式。此动作是用脚后跟蹬击敌裆、腹部，故名。动作要点是右脚侧踹与两臂分展要协调一致，快速发力，右脚踹出后借反弹力右腿微屈

杨式太极拳

　　杨式太极拳的创始人为杨露禅。杨自幼学练陈式太极拳,后回乡教授拳法。为了使一般的拳法习练者易于掌握,他删减了陈式太极拳中一些难度较大的动作,后又经过其后代修订,形成了现代流行的杨式太极拳。杨式太极拳的架式有小、中、大,根据学拳者的年龄、性别、体力等条件,可适度调节运动量。杨式大架的特点是舒展简洁,动作和顺,姿势开展自如,轻灵沉稳,速度和缓,刚柔相济,气魄大、形象美。

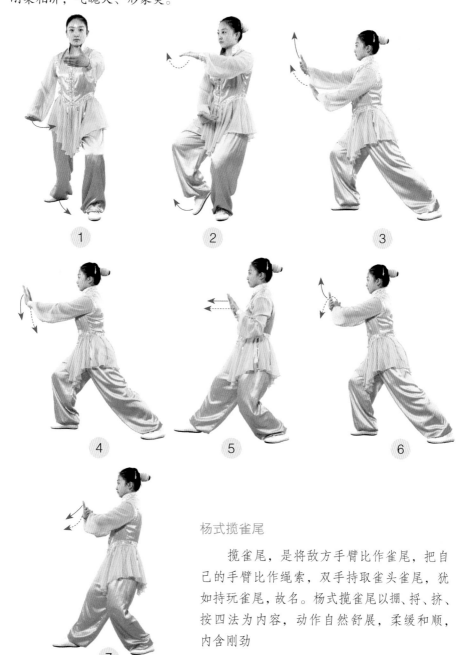

杨式揽雀尾

　　揽雀尾,是将敌方手臂比作雀尾,把自己的手臂比作绳索,双手持取雀头雀尾,犹如持玩雀尾,故名。杨式揽雀尾以掤、捋、挤、按四法为内容,动作自然舒展,柔缓和顺,内含刚劲

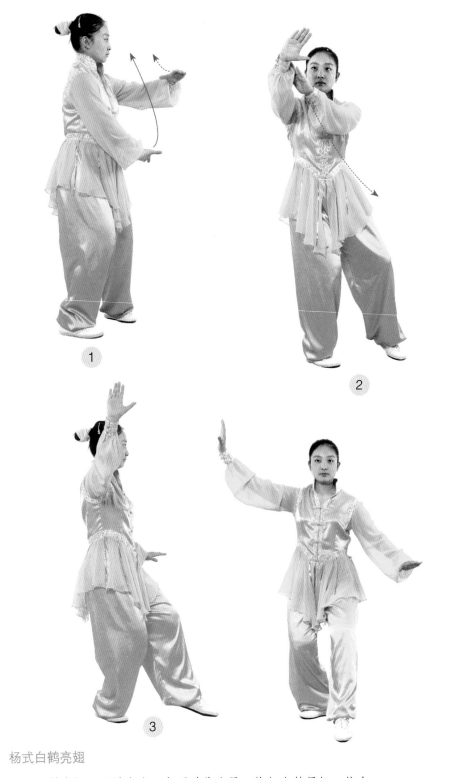

杨式白鹤亮翅

白鹤亮翅，两臂左右、上下对称分展，状如白鹤展翅，故名

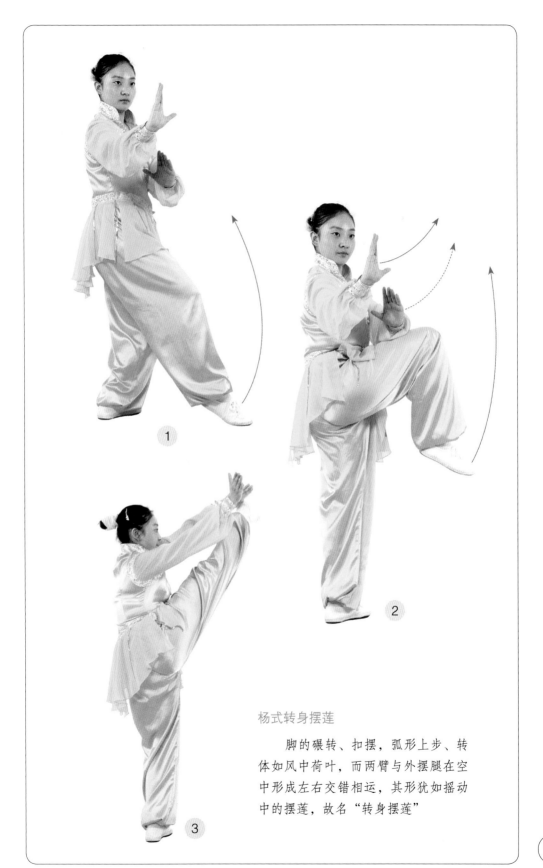

杨式转身摆莲

　　脚的碾转、扣摆，弧形上步、转体如风中荷叶，而两臂与外摆腿在空中形成左右交错相运，其形犹如摇动中的摆莲，故名"转身摆莲"

吴式太极拳是在杨式太极拳的基础上发展出来的，创始人为满族人全佑。其子从汉族改姓吴，名鉴泉。他将父亲所授太极拳润色、调整后形成吴式太极拳。吴式太极拳的特点是比较柔和，动作舒缓自然，拳式小巧灵活，拳架开展自如，严密、紧凑。推手动作圆活、连绵，以柔化见长。

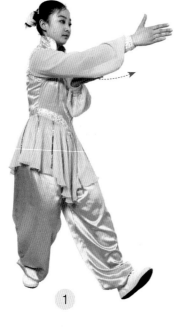

①

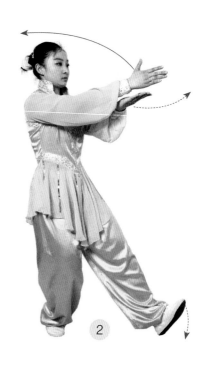

②

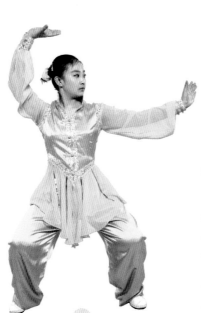

③

吴式闪通背

闪通背，又称"扇通背"。太极拳中将人的脊背比作扇轴，将两臂看成是扇辐。在腰脊的作用下，两臂横向分张，如折扇张开，称为扇通背。吴式闪通背动作紧凑，式正招圆，舒松自然

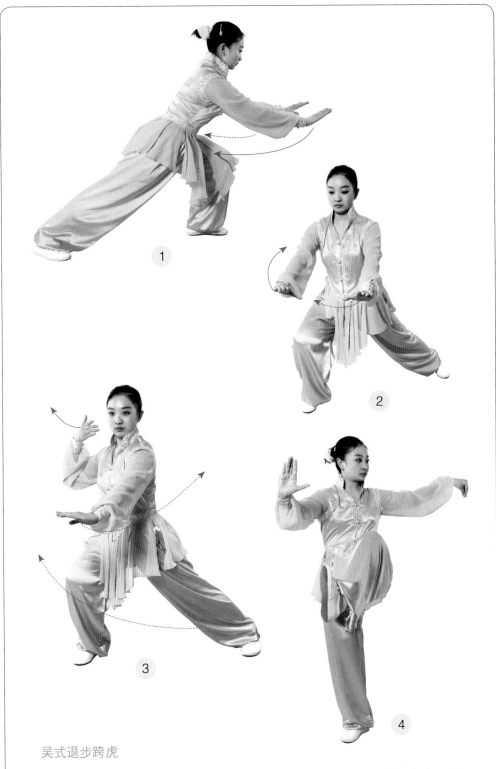

吴式退步跨虎

　　退步跨虎，两腿屈膝，一实一虚，形如跨虎。动作刚柔相济，虚实互换，潇洒而深厚

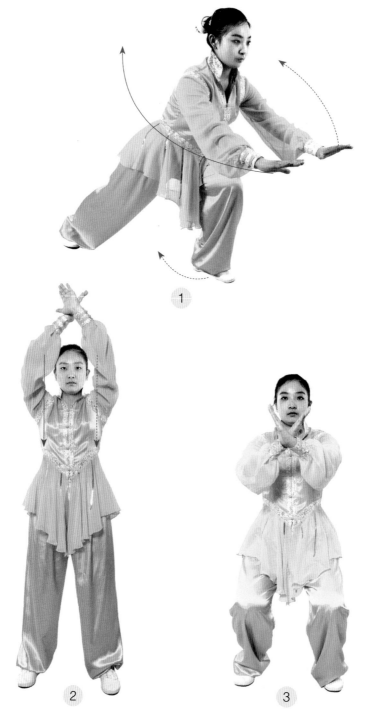

吴式十字手

　　两手分开与合抱时，动作处处呈圆形，十字手站起，身脊中正，不偏不倚，两臂环抱圆满舒适，沉肩垂肘

孙式太极拳

　　孙式太极拳创始人为清末孙禄堂，他先学形意拳，后学八卦拳，民国时期随郝为真学习武式太极拳，融汇各家所长，自创孙式太极拳。因此拳具有两脚进退相随的步法特点，以开手和合手（开合手）为动作转换衔接的基本方法，故被称为"开合活步太极拳"。孙式太极拳的特点是进步必跟、退步必随，手法灵活敏捷，动作小巧圆活，柔和舒缓。

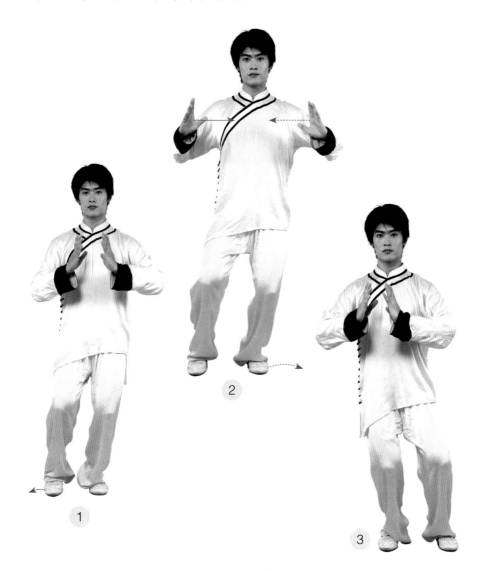

孙式开合手

　　开合手是孙式太极拳特有的拳式，以手的开、合运动形式而命名。
两脚间虚实转化与手开合动作协调一致，动作圆活自如

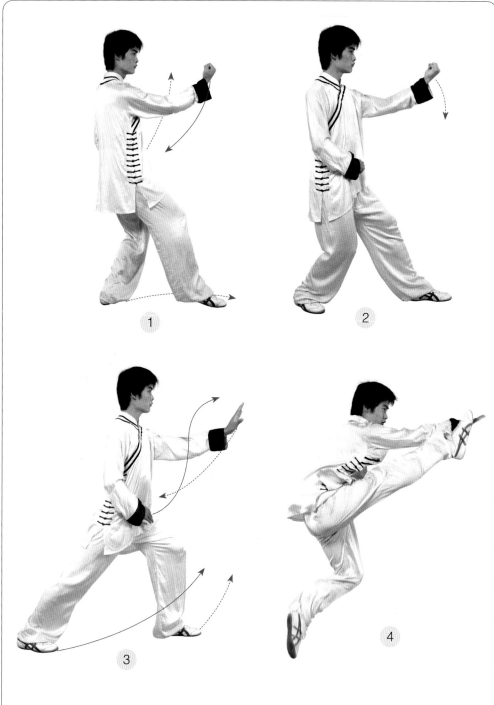

孙式翻身二起脚

　　翻身二起，两脚腾空跃起依次向前踢出，名为二起（脚）。由于身体翻、转后做二起动作，故命名"翻身二起"。腾空起脚的动作表现出太极拳"高""飘""轻"的独特魅力

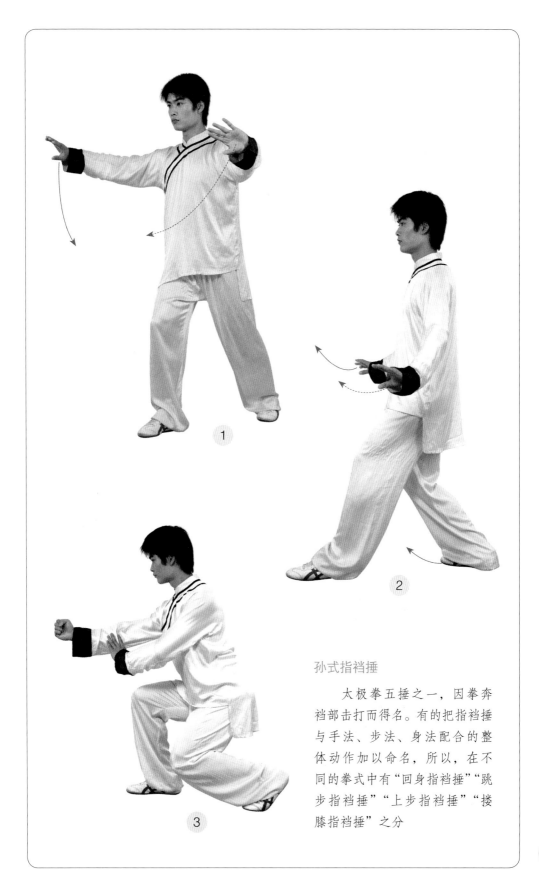

① ② ③

孙式指裆捶

太极拳五捶之一，因拳奔裆部击打而得名。有的把指裆捶与手法、步法、身法配合的整体动作加以命名，所以，在不同的拳式中有"回身指裆捶""跳步指裆捶""上步指裆捶""搂膝指裆捶"之分

武式太极拳创始人为清末武禹襄，他最初跟随杨露禅学习拳法，后又转投陈式陈清平门下学习陈式新架。武式太极拳的拳法不同于陈式老架和新架，也不同于杨式大架和小架，在继承中有所发展，自成一派。其特点是身法严谨，动作舒缓，步法严格。注重动作的虚实转换和内气潜转，以气支配外形，出手不过足尖，拳架小巧灵活。

图典国粹

健身

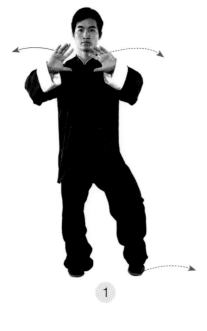

①

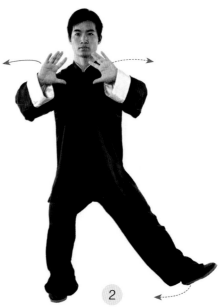

②

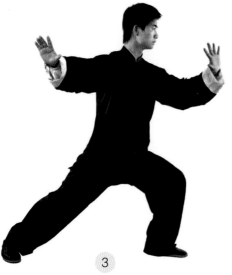

③

武式单鞭

单鞭，取象形之意，外形颇似跨马扬鞭，故名。武式单鞭定式时，推掌不过脚尖。体现了武式太极拳身法谨严、步法严格、出手不过足尖的特点

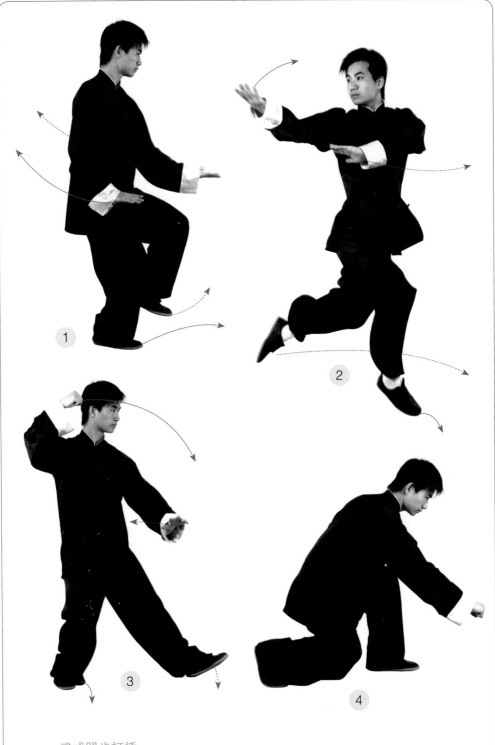

武式践步打捶

　　践步，武术的一种步法，其步法移动似"马奔虎践"之形，再配以上肢的打拳，故命名为"践步打捶"

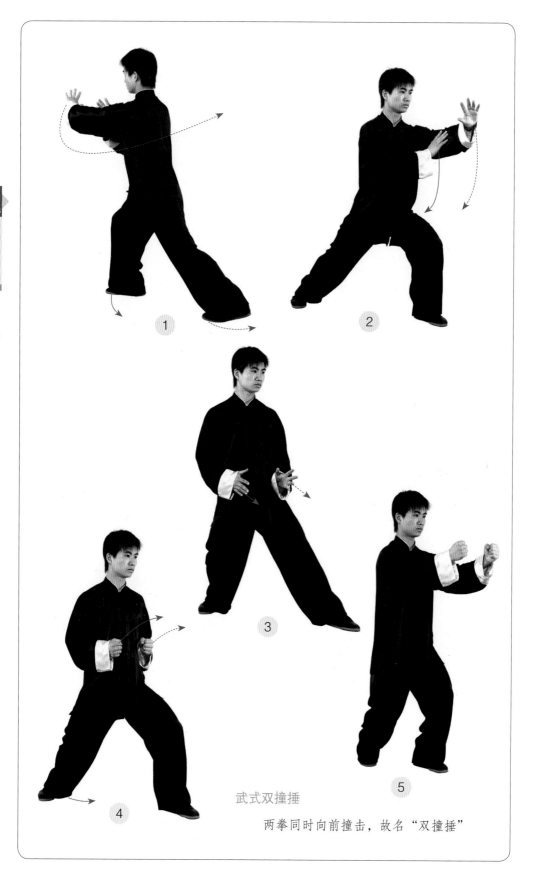

武式双撞捶

两拳同时向前撞击，故名"双撞捶"

国粹图典

健身

◆ 太极剑

剑与剑术在中国有着悠久的历史，起源于商周时期，盛行于战国时代，汉唐时期开始兴起单人和双人套路的剑舞演练。

太极剑产生较晚，它是在剑术的基础上，吸收太极拳术的内容发展而成的，兼有太极拳与剑术的风格特点。习练时要像太极拳一样，表现出缓慢、轻灵、柔和、绵绵不断、用意不用力的特点，同时还要表现出身法优美潇洒、剑法清楚明了、力点表现准确、形神兼备的剑术演练风格，强调的是"身械合一""尚活而不尚力"。

太极剑融健身、养生、技击于一体，是非常好的有氧健身运动，尤其适合老年人。长期练习可提高神经系统的机能，改善大脑皮层的生理功能，延缓大脑衰老的过程；同时对心血管系统有益，使全身气血流畅，呼吸系统得到改善。另外，太极剑的精神调养功能也不容忽视。太极剑既强调生理状态的修炼，也重视内心状态的调整。通过内外双修，达到生理和心理的平衡，十分有利于心理健康，缓解人的烦恼和焦躁，达到内心的平和。

剑
剑的长度一般以反手臂持剑剑尖高不过头、低不过耳为准，重量为 0.5 ~ 1.8 千克（男子用剑一般不轻于 0.6 千克，女子用剑一般为 0.5 千克）

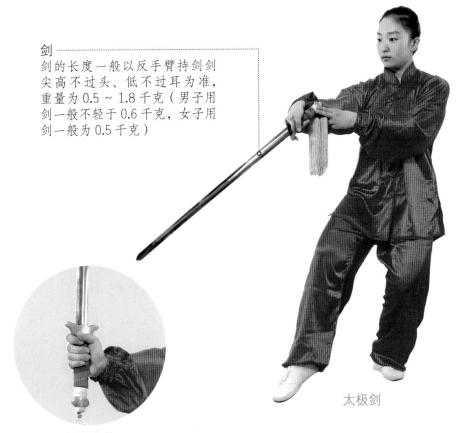

太极剑

握剑姿势

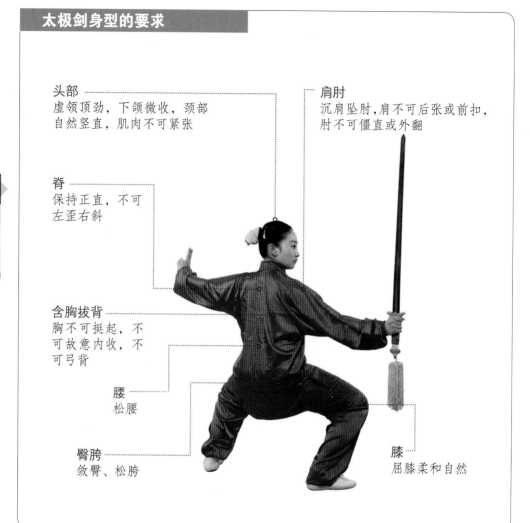

头部
虚领顶劲，下颌微收，颈部
自然竖直，肌肉不可紧张

肩肘
沉肩坠肘，肩不可后张或前扣，
肘不可僵直或外翻

脊
保持正直，不可
左歪右斜

含胸拔背
胸不可挺起，不
可故意内收，不
可弓背

腰
松腰

臀胯
敛臀、松胯

膝
屈膝柔和自然

◆ 太极扇

中国的扇文化历史悠久。相传，远古时代我们的祖先就会用简单的树叶、羽毛等引风障目，这应是最早的扇子。中国的古扇多为单柄团扇，扇面分为圆形和椭圆形。到了宋代，折叠扇开始出现。随着历史的发展、文化的进步，折叠扇经历数千年的变革、改良和完善，应用范围也越来越广泛，逐渐与中国的舞蹈、绘画、书法、雕刻、戏剧、小说等艺术相结合，甚至还成为武术技击和强身健体的工具。

太极扇就是一种利用折叠扇作道具的健身项目，它将太极拳的动作和其他武术、舞蹈动作融于一体，不仅有刚柔兼济的太极动作，还有潇洒飘逸的扇舞，集观赏性、艺术性、健身性为一体，健身方式别具一格。长期习练既可强身健体，又能陶冶情操、延年益寿，非常适合大众养生健身。

杨式太极扇把太极拳、扇法、武术技击和舞台造型融合在一起，动作缓慢匀和，节奏紧凑，舒展大方，劲力内含，造型美观，迈步如猫步，运动如抽丝，一招一式都强调起承开合、气脉贯通。

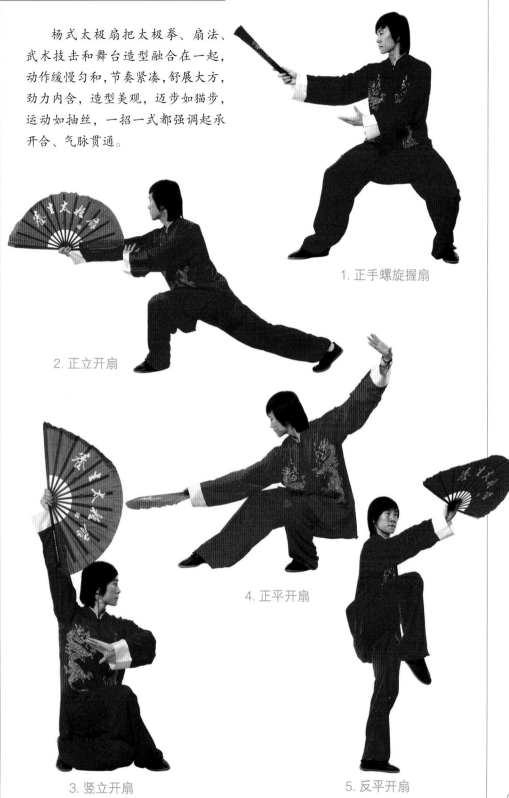

1. 正手螺旋握扇

2. 正立开扇

3. 竖立开扇

4. 正平开扇

5. 反平开扇

太极扇使用的扇器形状分为扇棒、扇叶。张开时的形状称扇叶，配合各种变化莫测的动作；合起来的形状称扇棒，用来防守或进攻。扇器结构包括扇柄、扇茎、扇面、扇沿等。

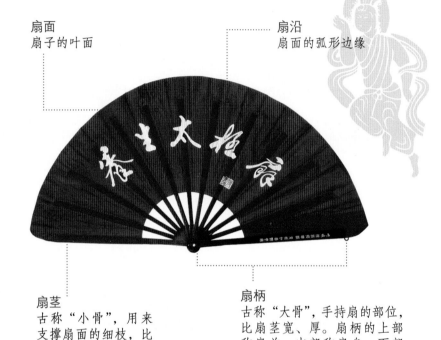

扇面
扇子的叶面

扇沿
扇面的弧形边缘

扇茎
古称"小骨"，用来支撑扇面的细枝，比扇柄细、薄

扇柄
古称"大骨"，手持扇的部位，比扇茎宽、厚。扇柄的上部称扇首，中部称扇身，下部称扇根

养生太极扇

太极推手

太极推手由清初陈王廷创造，古称"打手""揉手"等，是需两人配合练习的一种太极拳锻炼手法，跟太极拳一样也蕴含着民族的文化内涵及古老的东方哲理。习练时需遵守"以静制动""以小胜大""以柔克刚""不丢不顶"等原则，使用掤、捋、挤、按等技法，按照进、退、顾、盼、定的手法、眼法和身法进行锻炼的一种健身运动。

太极推手是一种相互制约、刚柔兼济、动静平衡的对抗运动，可以锻炼人的反应能力和动作协调性。主要内容包括单推手、双推手、定步推手、活步推手、大捋推手、散推手等。经常习练对身体素质的提高以及防身、健身都有很高的价值。

单推手歌诀

两臂相接如试力，
沾粘连随意须真。
滚动旋转凭力"点"，
抖放惊弹步摧人。

双推手歌诀

四条小臂紧相连，
动转挪移步为先。
控制对方如绳缚，
摔挂打放需自然。

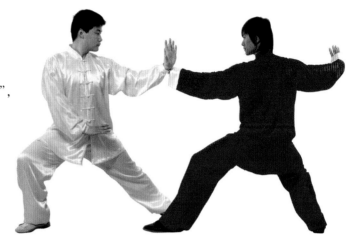

单推手

单推手又称"定步推手"，甲乙双方站立，以左小臂相搭（以推左手为例），做缓慢的弧形运动，力度不增不减，手臂内外旋

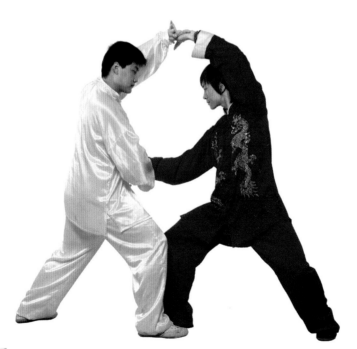

双推手

双推手又称"活步推手"，甲乙双方站立，以两小臂相搭接（手在上为搭，手在下为接），做缓慢的弧形运动，同时，下肢做前进后退的运动

博大精深的传统健身术

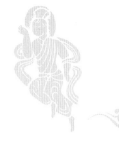

◆导引功法图解

◆ 五禽戏

　　"五禽戏"是东汉名医华佗发明的导引强身绝招，是中国流传年代最为久远的仿生健身术。华佗通过观察动物，汲取了虎的威猛刚毅、鹿的俊雅飘逸、熊的敦实厚重、猿的灵巧敏捷、鹤的潇洒，经过仿生超越提炼，并结合人体脏腑、经络和气血的功能，形成了这套以动作为主的健身养生术。演练时只要模仿这五禽的姿势，将五禽的神韵表现出来，就能达到强身健体的功效。实践证明，五禽戏属于中小强度的有氧运动，对改善神经系统和心肺功能非常有益。

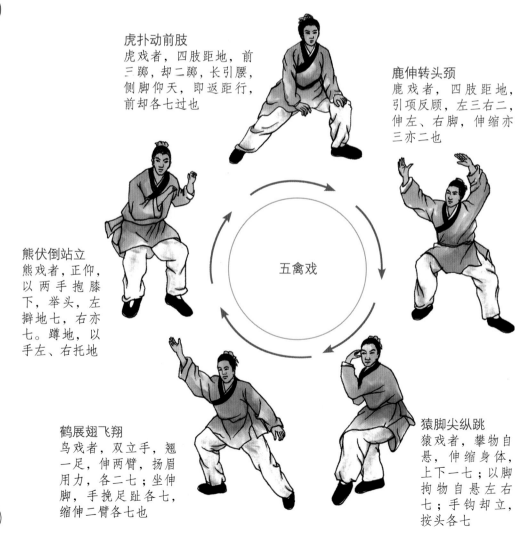

虎扑动前肢
虎戏者，四肢距地，前三踯，却二踯，长引腰，侧脚仰天，即返距行，前却各七过也

鹿伸转头颈
鹿戏者，四肢距地，引项反顾，左三右二，伸左、右脚，伸缩亦三亦二也

熊伏倒站立
熊戏者，正仰，以两手抱膝下，举头，左擗地七，右亦七。蹲地，以手左、右托地

五禽戏

鹤展翅飞翔
鸟戏者，双立手，翘一足，伸两臂，扬眉用力，各二七；坐伸脚，手挽足趾各七，缩伸二臂各七也

猿脚尖纵跳
猿戏者，攀物自悬，伸缩身体，上下一七；以脚拘物自悬左右七；手钩却立，按头各七

◆ 易筋经

相传易筋经为印度僧人达摩祖师创编。他在嵩山少林寺一石洞内面壁九年，后人在石洞的洞壁中发现了两本图帖，一本是《洗髓经》，另一本就是《易筋经》。

何谓易筋经？易，代表改变；筋，指的是肌肉筋骨；经，指记载一事一物的专书。顾名思义，易筋经是一种能变异筋骨的健身方法，其图文记载直到宋代之后才出现。现在广为习练的功法多是根据清代潘氏易筋经十二图改编的，共十二势，又称为"韦驮劲十二势"。常练易筋经，有助于内养脏腑气血，外壮筋骨皮肉，达到强身壮体的功效。

博大精深的传统健身术

韦驮劲十二势

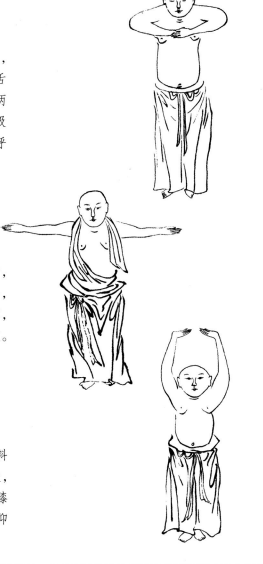

一、韦驮献杵第一势

两脚并立，相距一拳，挺胸收腹，头顶端正，两目平视，唇齿并拢，舌顶上颚。手由身侧曲肘提至胸前，两手作拱，两目垂视，收心纳意，呼吸用深呼吸，即鼻吸气，口呼气，一呼一吸为一字数，默数三十次。

二、韦驮献杵第二势

接前势，两脚拄地，两手灌劲，右手提上，翘掌与左手同时向前提移，旋即分向两翼，成侧平举位，平掌，两掌心向上。呼吸同前，默数三十次。

三、韦驮献杵第三势

接前势翘掌，两臂升提至头前斜上方，肘伸直并灌劲翘掌，如托天状，指尖相对，勿相碰，相距一拳。两膝挺直，十趾抓地，抬后脚跟，两眼仰视指尖，呼吸同前，默数三十次。

四、摘星换斗势

接前势，两臂用力向两侧下降，呈侧平举位，钩掌曲肘，左臂移向后背，其前臂尽量上提，掌心向背，诸指紧贴同侧肩胛骨内侧，下体不动，上体半边左转，同时右手翘掌，指尖朝上，向左前方推出，然后向内钩掌，两目左视右手掌心，数三十字数。左侧功毕，上体转正，将右手收回至胸前，再沿右侧胸廓横行移至后背。如上述左臂姿势，然后左臂自后背移至胸前，翘掌做上述右手姿势，数三十数毕。然后两臂均收至后背，手背相碰，掌心相背。

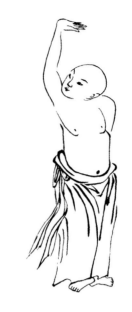

五、倒拽九牛尾势

接前势，取左弓箭步，前踏后蹬，右手灌劲握拳，向右上左下运行，提于胸至后侧，曲肘，拳眼对腰部，如提千斤重物。左手在胸前灌劲握掌，曲肘，上臂外展与肩平，前臂仍保持垂直，灌劲钩拳，拳心向内，同时头徐徐转向左方，两目注视拳心，呼吸同上，功毕，两拳收回，于小腹前交叉。换做右弓箭步，左臂姿势如前述之右臂姿势，右臂姿势如前述之左臂姿势，再数三十字数。最后，两臂收回，握拳于小腹前交叉。

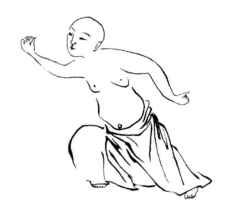

六、出爪亮翅势

接前势，掌心朝外，两臂后伸，经两侧向前平举，等两臂于正前方相平行时，两掌心转而向上，两臂用力前引，两目视手，腿挺直，足灌劲，蹬地。呼吸同前，默数三十次。最后用力握拳曲肘，收至腰间。

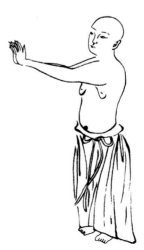

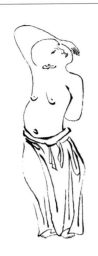

七、九鬼拔刀势

接前势，松拳，左手灌劲上举，向侧方下降，放于背后，如摘星换斗势；然后右手上举过头，绕至头后，掌心抱头，头随向左转，四指紧贴对侧耳门，颈用力使头向后仰，而右手又用力压头使之向前，二力相对抗，右肘则尽力后张，二目向左平视，呼吸同上，默数三十次。随即头向前转正，同时右手滑至头部右侧，伸右臂呈侧平举，钩掌曲肘，继续做上述左手姿势，左手做上述右手姿势。呼吸同前。最后左臂外展呈侧平举，钩掌，收至胸前，与此同时，右臂亦自背部收至胸前。

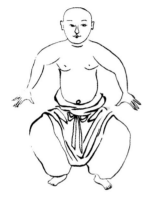

八、三盘落地势

接前势，两腿呈骑马式，两足分开，相距三脚许，足尖稍向内扣，膝向外开，髋膝弯曲均近九十度，十趾抓地，两足站稳，两手从胸上提，自耳旁翻掌向下，悬空放于大腿外侧，灌劲至手，目瞪口呆，呼吸同前，默数三十次。

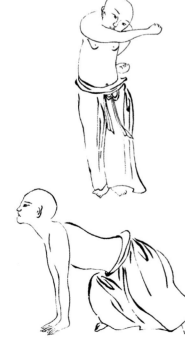

九、青龙探爪势

接前势，右手提至乳外上方，灌劲握拳，上体左转，右手松拳，五指并拢，掌心向上，用力伸向左前方，二目注视手掌。呼吸同前，默数三十次。然后翻右手，掌心向下，直臂降落，腰随手弯，右臂顺势经膝前外展，直腰，收拳至右乳胸侧。上体右转，左手松拳，伸向右前方，如上述右手姿势，呼吸次数同前，最后直立，两手握拳于腰侧。

十、饿虎扑食势

接前势，两手握拳，取右弓箭步，两足踏实躬腰，同时五指微屈分开，掌心向上，自两侧托举平顶，缓缓钩掌，使掌心向下，五指勿需并拢，经头部两侧向前落于右足前，五指尖分开着地，直臂灌力，昂头前视，如虎扑食。呼吸同前，默数三十次，功毕上体起立，向后转身，换成左弓箭步姿势，呼吸同前。最后起立站直。

十一、折躬势

接前势，两足呈八字立定，两足后跟相距一拳，两手抱头，掌心紧贴耳部，躬腰，直膝，俯首，尽量使头接近两膝，呼吸同前，默数三十次。最后挺身直立，手仍抱头。

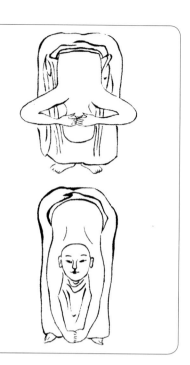

十二、掉尾势

接前势，两手上移至头顶，十指相嵌，抱头，继而手心翻转向上，两臂尽力伸直，旋即手心由向前转而向下，贴胸前缓缓滑下，挺膝弯腰，掌心尽量贴附脚尖，昂头前视，足跟不抬起。呼吸同前，默数三十次。如不能贴附地面者，可以配合足跟起落动作，随后挺身直立，两臂向前平举，掌心向前，指仍相叉。

◆ 八段锦

"八段锦"是由八节动作编成的一套有保健作用的锻炼方法，是中国最古老的健身操，有立式八段锦和坐式八段锦之分。

此功法最早见于南朝梁代，形成于宋代，发展于明清，有八百多年的历史。因为只有八式，操练动作简单易行，而且歌诀朗朗上口容易记，深受民间大众喜爱。人们将它比作精美的丝织锦缎，叫作八段锦。

立式八段锦

一、两手托天理三焦

两脚八字分开，两腿自然伸直；松胯沉腰，微含胸拔背、虚腋；下颌微内收，垂颈，意领头往上顶；目视正前方，但视而不见；双手松垂于体侧，五指微屈；肩往下沉，呼吸均匀、深沉、细长。

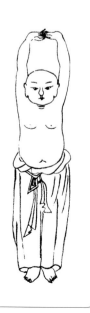

完成上述预备功，开始做本节动作：两手收到腹前，五指伸直并拢，两手指尖相对，手心朝上方，徐徐上抬至胸前，然后使手心翻向内、向下、向上，并边翻转边向上托起，呈"托天式"。由预备功至托天式，嘴微闭，舌尖抵上腭，用鼻吸气，吸气要求做到细、长、匀、深。托天微停顿一两秒钟，两臂向两侧分开，使手心由上向侧外、向下，两臂一起徐徐落至体侧，同时用嘴呼气，也要求细、长、匀、轻。反复做七次。目视方向随手移动而变化。

二、左右开弓似射雕

　　两脚左右自然分开，与肩等宽。身体向正前方，两臂由下向左徐徐上举，双手半握拳，虎口朝上。当左手和左肩成水平时，左手向左前方伸，食指上翘起，指尖向上，其余四指半握拳；右臂屈肘，右手在右肩前，向右方拉伸，右手置于右肩前，拳心向里，同时两腿弯曲下蹲，微静止一两秒钟，两腿伸直，两臂按原来路线还原，改做左边挽弓势，动作相同，两臂动作相反，反复做七次。从动作开始时吸气，至挽弓势后，吸气微停；随双臂下落，徐徐吸气。两眼目视与手的移动方向相协调，而微定势时，目视要远。

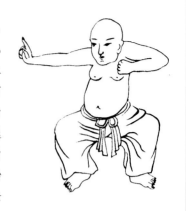

三、调理脾胃须单举

　　预备功同前。两手收到小腹前，手心向上，指尖相对，一起向上托至胸腹之间，右手向内翻转，手心朝下，左手向内、向下、向外、向上，两手分别朝下、朝上按、举，手背上下相对，指尖左右相对，两臂伸直后微停，然后翻手掌，手心相对一起收到胸腹之间；同样的动作，两臂交换进行。反复做七次后收功。收功时，两手回到胸腹之前，手心翻向下，一起下按，还原。动作开始时吸气，单臂上举至最高时略调息，随臂下落而改呼气，翻转手掌时略调息，如此反复进行。目光随上举之手而动。

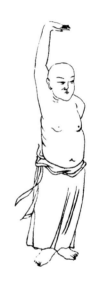

四、五劳七伤往后瞧

　　预备功同前。两臂自然下垂于体侧，手心向胯下，两脚站稳不动，身体徐徐左转，身体脖颈扭紧，略停一两秒钟，再向右方平转，至极而停。左右交替进行，动作相同，反复做七次。动作开始时吸气，左转身至极时，气吸足；开始右转身时呼气，至还原时气呼尽。上身继续右转时又开始吸气，如此交替呼吸。两眼随上身和头部转动而平视。

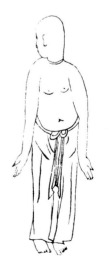

五、摇头摆尾去心火

两脚左右分开，与肩同宽，两臂自然下垂于体侧，两目平视前方。上体前倾，两膝弯曲呈半蹲姿势，两手分别扶在左右膝上。头和上体由前倾向左前方转动，同时上体微抬起头上仰，呈左前倾斜状，臀部向右后方摆动，然后低头，上体朝左前方倾俯，经前倾，向右前方摆动；上体微抬，头微上仰，呈向右前方倾斜状。向左、向右动作相同，方向相反。如此左右各做七次。由正前向左前倾斜摆动时，徐徐吸气；动作稍停，吸气微调息一下，再由左向正前倾斜摆动时，改为呼气；由正前向右前倾斜摆动时吸气，如此交替进行。目视方向随上体摆动而移动。

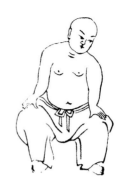

六、背后七颠百病消

两手臂自然垂于体侧，全身放松，两肩微上耸，两足跟同时提起，离地1～2寸，再迅速放下。上耸时，身体重心升高，放下时腿微屈，重心微微下降，形成颠的动作。如此反复做七次。足跟提起时吸气，下落时呼气。两目平视前方。

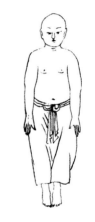

七、攒拳怒目增气力

两脚左右分开约一脚宽。两手握拳在腰间，拳心朝上，两拳握紧，徐徐同时前冲，两小臂内旋，使拳心向下，拳眼相对，双臂伸直与肩同宽同高。略停一两秒钟，再按原来路线收回腰间；两拳分别向两侧冲拳，使拳心朝下，拳眼朝前，两臂平伸，与肩同高，再缓缓收回腰间。如此反复做七次。拳向前和向侧冲时呼气，拳往回收时吸气。练功时，两眼尽量睁大，且略带怒容。前冲拳时，目视前方，侧冲拳时，左、右各一次。

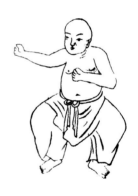

八、两手攀脚固肾腰

两脚跟分开约两拳宽。两手同时向前、向上举，然后上体前屈，胸部靠向大腿方向，两臂随之向前、向下伸，以手攀住脚趾或触及足背，稍停一两秒钟，上体再徐徐抬起，两臂仍随之上举。如此反复做七次。前俯时呼气，直腰还原时吸气，如此交替进行，眼随手动。还原后，散步五分钟，然后结束全功。

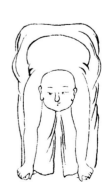

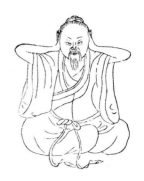

一、叩齿集神

先闭目冥心，盘坐握固，静思集神，叩齿三十六次。然后两手向项后，数九息，勿令耳闻，之后移手各掩耳，以第二指压中指，击弹脑后二十四次。

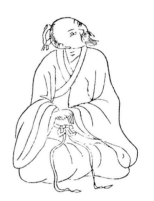

二、撼摇天柱

先两手握固，然后摇头左右顾看，肩膀随之转动，共做二十四次。

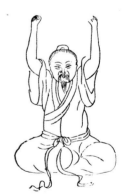

三、舌搅漱咽

以舌搅口齿及左右颊三十六次，待津液生，再漱三十六次，直至津液盈口，分作三口，像咽硬物一样咽下。

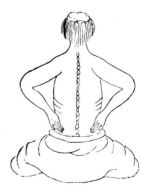

四、手摩肾堂

此法用鼻吸清气一口，咽之。少顷，搓手令热，然后手摩肾堂三十六次。肾堂即精门，在腰后两边极软处。仍收手握固，咽清气一口，想心火下烧丹田，觉极热，然后改行后法。

五、单关辘轳

先俯首，然后弯曲两手，先以左手连肩圆转三十六次，如绞车一般。右手也如此。此为单关辘轳。

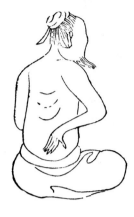

六、双关辘轳

左右肩同时随手臂圆转，如绞车一般，做三十六次。想火自丹田透双关（即夹脊关）上入脑部，鼻吸清气一口，然后将所盘两脚平仲向前。

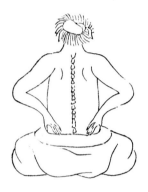

七、托天按顶

盘坐，两手相叉，向上托空，向下按顶，各做九次。托要用力，如重石在手，同时腰身都要极力上耸。

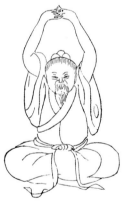

八、俯首钩攀

用两手向前攀脚心十二次，然后收足端坐，收手握固。待口中津液生，再漱再吞，再从头开始做。凡做三十六次的动作改为做二十四次。想丹田火自下而上遍烧身体，静坐片刻，收功。

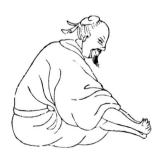

二十四节气坐功却病图

相传二十四节气坐功却病法的创立者是宋代养生家陈抟。其行功图载于明代罗洪先的《万寿仙书》中，每图附有文字说明，但因年代久远，图文斑驳不清。清代郑官应编撰的《中外卫生要旨》卷四所载者比较清晰、精美。因此，后世多选用《中外卫生要旨》光绪癸巳（1893）刊本加以翻拍重印。

二十四节气坐功却病图

一、立春正月节坐功图

【功法】每天23时～3时之间，盘坐。两手相叠按于大腿上。上体连头向右转，目视右后上方，呈耸引势，略停几秒钟，再缓缓转向左方，动作如右。左右各十五次。然后上下牙齿相叩三十六次，漱津九次，待津液满口分三次咽下，意想把津液送至丹田。如此漱津三组，下咽九次而止。再以鼻吸气，用口缓缓吐气。吐纳时，要求气之出入要细、长、匀、深。一呼一吸为一息，如此三十六息而止。练功时间，不必拘于夜半，也可在清晨。余法同此。

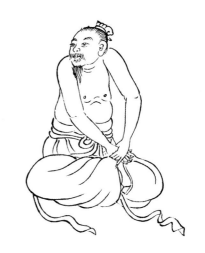

【主治】风气积滞、颈项疼痛、耳后痛、肩臂痛、背痛、肘痛等。

二、雨水正月中坐功图

【功法】每天23时～3时之间，盘坐，两手相叠按于大腿上。上体向左转，脖颈向左扭转牵引，略停数秒钟，再以同样动作转向右。左右各十五次。再叩齿、漱津、吐纳，方法同前。

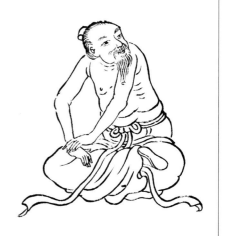

【主治】三焦经络留滞邪毒、咽喉干肿、呕吐、呃逆、喉痹、耳聋、多汗、目锐眦痛、面颊痛等。

三、惊蛰二月节坐功图

【功法】每天1时～5时之间，盘坐，两手握固。头项向左右缓缓转动各四次。两肘弯曲，前臂上抬与胸齐平，手心朝下，十指自然拳曲。两肘关节同时向后顿引，还原。如此反复做三十次。然后如前做叩齿、咽津、吐纳功。

【主治】腰脊脾胃蕴积邪毒、目黄口干、齿鼻出血、头风面肿、喉痹暴哑、目暗羞明、鼻不闻臭、遍身疙瘩等。

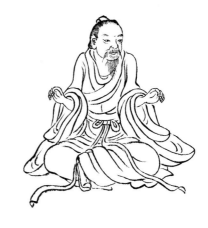

四、春分二月中坐功图

【功法】每天1时～5时之间，盘坐，两手由体侧提到腋下，手心朝上，两手内旋，向正前方推出，使掌心向前，指尖向上，两臂伸直与肩同宽同高，同时头向左侧转动。两手收至腋下，同时头转向正前方。两手如前推出，头转向右侧。如此左右各做四十二次。最后如前叩齿、咽津、吐纳而收功。

【主治】胸部及肩背经络虚劳邪毒、齿痛颈肿、寒栗热肿、耳聋耳鸣、耳后肩臂痛、皮肤肿胀瘙痒。

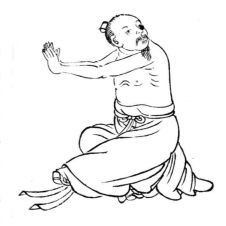

五、清明三月节坐功图

【功法】每天1时～5时之间，盘腿而坐，两手做挽弓动作。左右两手交换，动作相同，方向相反，各做五十六次。然后叩齿、咽津、吐纳而收功。

【主治】腰脊肠胃虚邪积滞、耳前热、苦寒、耳聋、咽痛、颈项肩臂疼痛、腰软等。

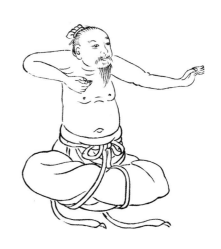

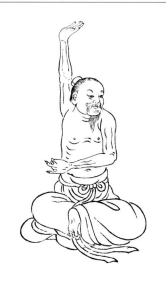

六、谷雨三月中坐功图

【功法】每天1时~5时之间，自然盘坐，右手上举托天，指尖朝左；左臂弯曲成直角，小臂平举在胸前，五指自然弯曲，手心朝胸，同时头向左转，目视左前方。然后左右交换，动作相同，各做三十五次。然后，叩齿、咽津、吐纳而收功。

【主治】脾胃痃块瘀血、目黄、鼻衄、颊肿、颌肿、肘臂外后侧肿痛、掌中热。

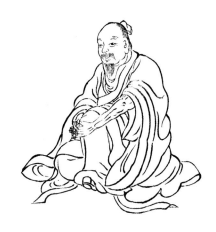

七、立夏四月节坐功图

【功法】每天3时~7时之间，一腿盘坐，一腿弯曲屈膝，两手交叉抱膝，手与膝力争两三秒钟。两腿交替，左右各抱膝三十五次。最后，叩齿、咽津、吐纳而收功。

【主治】风湿留滞、经络肿痛、臂肘挛急、腋肿、手心热、嬉笑不休等。

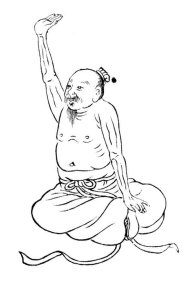

八、小满四月中坐功图

【功法】每天3时~7时之间，盘坐，左手按住左小腿部位，右手上举托天，指尖朝左。然后左右交换，动作相同，各做十五次。最后，叩齿、咽津、吐纳而收功。

【主治】肺腑蕴滞邪毒、胸胁支满、心悸怔忡、面赤鼻赤目黄、心烦作痛、掌中热等。

九、芒种五月节行功图

【功法】每天3时～7时之间，起立，两脚分开与肩同宽，两手由胸前上提，手心向上，然后外旋，向上托起，两臂伸直，手心向上，十指尖朝后，腹向前挺，背向后压，头后仰，目视双手，略停数秒，双手经体侧徐徐下落。如此反复做三十五次。最后做叩齿、咽津、吐纳而收功。

【主治】腰肾蕴积虚劳、咽干、胃痛、目黄胁痛、消渴、善笑善惊善忘、上咳吐、下气泄、身热股痛、心悲、头颈痛、面赤等。

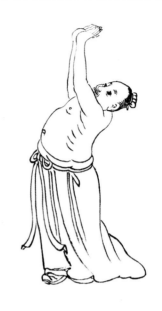

十、夏至五月中坐功图

【功法】每天3时～7时之间，屈膝蹲坐，两臂伸直，十指交叉，手心向胸，以右脚踏手心中，脚向外蹬，手往里拉，蹬拉相争，约两三秒钟。换左脚踏，同样动作，左右各做三十五次。然后叩齿、咽津、吐纳而收功。

【主治】风湿积滞、腕膝痛、肩臂痛、掌中热痛、两肾内痛、腰背痛、身体困重。

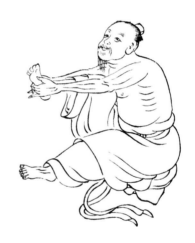

十一、小暑六月节坐功图

【功法】每天1时～5时之间，两手于背后撑地，十指尖朝后，胳膊伸直，左腿向前伸直，脚跟着地，右腿折叠使大腿压住小腿，目视左脚尖，并使身体重心向后移，然后向前移。如此两脚交换，动作相同，各做十五次。最后叩齿、咽津、吐纳而收功。

【主治】腿膝腰髀风湿、咽干、喘咳、小腹胀、半身不遂、健忘、脱肛、手腕无力、喜怒无常等。

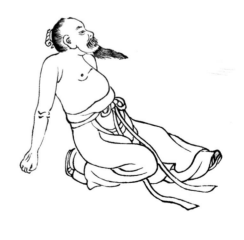

十二、大暑六月中坐功图

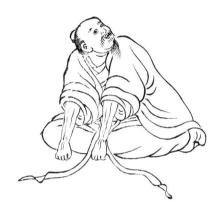

【功法】每天1时～5时之间，盘坐，双手握拳拄在腿前，两臂伸直与肩同宽，两拳眼相对，身体重心前移，上体前俯，扭项转头向左右上方虎视。重心后移，头转向前；重心再前移，头转向右，动作相同，方向相反，左右各做十五次。然后，叩齿、咽津、吐纳而收功。

【主治】头项胸背风毒、咳嗽、气喘、心烦、胸满、手臂痛、掌中热、脐上或肩背痛、汗出中风、尿多、皮肤痛麻、悲愁欲哭、畏寒发热。

十三、立秋七月节坐功图

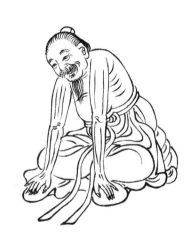

【功法】每天1时～5时之间，盘坐，上体前俯，两臂伸直以撑地，两臂分开与肩同宽。然后含胸缩体，闭住呼吸，耸身向上，重心前移，稍停，还原。如此反复做五十六次。然后，叩齿、咽津、吐纳而收功。

【主治】补虚益损、祛腰背积气、口苦善太息、心胁痛不能反侧、面色无华、足外热、头痛、颌痛、眼眶痛、腋下肿、缺盆肿痛等。

十四、处暑七月中坐功图

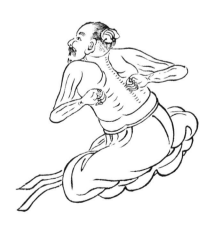

【功法】每天1时～5时之间，正坐，转头向左后上方举引，再缓缓转向右后上方举引；同时用两手半握拳，反向后捶腰背。每转头一次，捶背六次。头向左右各转三十五次。然后，叩齿、咽津、吐纳而收功。

【主治】风湿留滞、肩背痛、胸痛、脊背痛、胆经循行部位胁肋髀膝外侧下至足胫踝前以及诸关节皆痛、少气咳嗽、胸背脊膂积气等。

十五、白露八月节坐功图

【功法】每天1时~5时之间，盘坐，两手按膝，头缓缓转动，向左向右各推引十五次。然后叩齿、咽津、吐纳，方法同前。

【主治】风气留滞腰背经络、洒洒振寒、恶人与火、闻水声则惊狂、疟、汗出、鼻衄、口喝唇疹、颈肿、喉痹不能言、呕吐等。

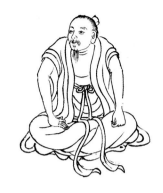

十六、秋分八月中坐功图

【功法】每天1时~5时之间，盘坐，两手掩耳，十指向后相对，上体向左侧倾，至极而止。再慢慢向右侧倒。左右动作相同，方向相反，各做十五次。然后，叩齿、咽津、吐纳，方法同前。

【主治】风湿积滞、腹大水肿、膝膑肿痛、膺乳气冲、股胫外侧痛、遗尿、腹胀、消谷善饮、胃寒喘满。

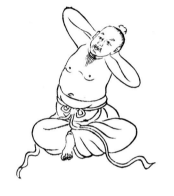

十七、寒露九月节坐功图

【功法】每天1时~5时之间，盘坐，两手心向上，十指尖相对，缓缓上提至乳胸前，两手小臂内旋，双手慢慢向上托起，手心朝上，指尖分别朝左右侧方向，两臂伸直，且呈开放型。身体上耸，头转向左，手心翻向下，两臂由体侧缓缓放下。如此反复做十五次。然后，叩齿、咽津吐纳，方法同前。

【主治】风寒湿毒之邪侵犯胁腋经络、动冲头项、背脊痛、目黄流泪、鼻衄、霍乱等。

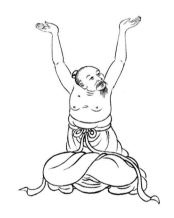

十八、霜降九月中坐功图

【功法】每天1时~5时之间，向前伸腿而坐，两手分别向前攀住左、右脚底，膝关节弯曲。然后脚向前蹬，手向后搬，力争数秒，屈膝，两臂随之弯曲。如此反复做三十五次。然后，叩齿、咽津、吐纳，方法同前。

【主治】风湿痹邪侵犯腰腿、髋不能曲、小腿裂痛、颈、背、腰、臀痛、肚脐突出、肌肉萎缩、大便脓血、小腹胀痛、小便不利、久痔脱肛等。

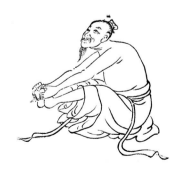

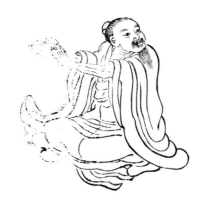

十九、立冬十月节坐功图

【功法】每天1时～5时之间，盘坐，两手由体侧提到胸前，手心朝上，两臂内旋，双掌向前推出，同时头向左扭转，两臂随后缓缓落下，头转向正前方，两手臂再重复上述动作，头转向右，动作相同，左右相反，各十五次。然后，叩齿、咽津、吐纳，方法同前。

【主治】胸胁积滞、虚劳邪毒、腰痛不能俯仰、咽干、面色无华、胸满呕逆、头痛、颊肿、目赤肿痛、两胁下痛引小腹、四肢满闷等。

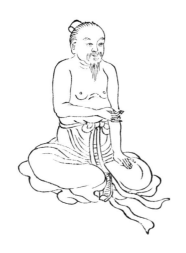

二十、小雪十月中坐功图

【功法】每天1时～5时之间，盘坐，左手按住膝部，手指朝外，右手挽住左肘关节，并用力向右拉，左肘用力向左力争，相持数秒，左右各十五次。然后，叩齿、咽津、吐纳，方法同前。

【主治】腕肘风湿热毒、女子小腹肿、男子遗尿、睾丸肿痛、转筋、阴缩、泄泻、喘咳、善恐等。

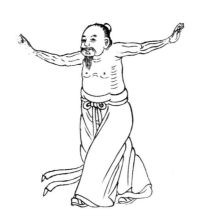

二十一、大雪十一月节行功图

【功法】每天23时～3时之间，起身站立，两脚左右分开约与肩同宽，膝关节稍曲，两臂伸直侧平举，手心朝外，指尖朝上，抬腿原地踏步走。然后，叩齿、咽津、吐纳，方法同前。

【主治】脚膝风湿毒气、口热舌干、咽肿、上气、烦心、心痛、阴下湿等。

二十二、冬至十一月中坐功图

【功法】每天 23 时～3 时之间，起身平坐，两腿前伸，左右分开，与肩同宽，两手半握拳，按在两膝上，使肘关节分别朝向左右斜前方，拳眼向腹，拳心朝外，上体前俯，极力以拳压膝；重心后移，双拳轻轻按膝。如此做十五次。然后，叩齿、咽津、吐纳，方法同前。

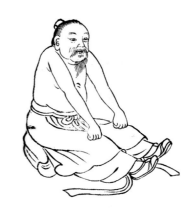

【主治】手足经络寒湿、脊股内侧痛、足痿、嗜睡、足下热痛、脐痛、胁下痛、胸满、上下腹痛、大便难、颈肿、咳嗽、腰冷等。

二十三、小寒十二月节坐功图

【功法】每天 23 时～3 时之间，盘坐，右大腿压在左小腿上，右小腿稍向前放，左手掌按在右脚掌内上方，右手极力向上托天，手心朝上，指尖朝右方向，转头目视上托之手。然后，左右手足交换，动作相同，左右各十五次。最后叩齿、咽津、吐纳，方法同前。

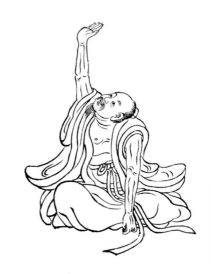

【主治】营卫气蕴、食入即吐、胃脘痛、腹胀、身体困重、心下急痛、二便不畅、黄疸等。

二十四、大寒十二月中坐功图

【功法】每天 23 时～3 时之间，单腿跪坐，即一腿前伸，另一腿跪在床上，前脚掌着地，臀部坐在后脚后跟上，上体后仰，以两臂分别在身后左右侧撑地，指尖朝向斜后方，身体重心后移，再前移。两腿互相交换进行，左右各十五次。然后，叩齿、咽津、吐纳，方法同前。

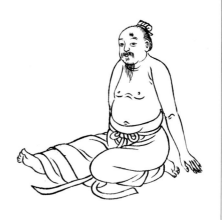

【主治】经络蕴积邪气、舌根强痛、体不能动或不能卧、股膝内肿、足背痛、腹胀肠鸣、泄泻、足踝肿等。

诸仙导引图

诸仙导引图出自明代罗洪先传录的《卫生真诀》。《卫生真诀》的内容主要是仙人运气秘诀，还载有药方。此书现有清抄本，改名为《仙传四十九方》。书分上下两卷，上卷载有"运气口诀""导引要法"，以及神仙内丹、外丹修炼方法等内容；下卷载有四十九方，每方都列名称、练功图、主治、功法、方药和诗歌等项。该书图文并茂、功药俱备。这种将气功与药物结合起来的疗法在古医书中是不多见的。

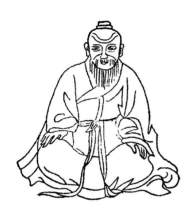

李老君抚琴图

【功法】盘坐，两手按膝，用力搓摩。静默存想，候气行遍身，再运气四十九口，则气通血融而病除。

【主治】久病黄胖。

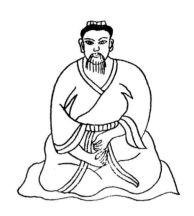

太清祖师尊真形

【功法】端坐，两手抱脐下，待丹田温暖，行功运气四十九口。

【主治】腹痛、乍寒乍热。

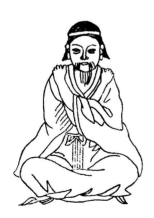

徐神翁存气开关法

【功法】坐定，用两手搬两肩，以目左视，运气十二口。再转目右视，呼吸同前。

【主治】肚腹虚饱。

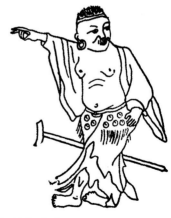

铁拐仙指路诀

【功法】立定，左脚在前，右手指右方，两目左视，运气二十四口。换右脚在前，左手指左方，两目右视，运气二十四口。

【主治】瘫痪。

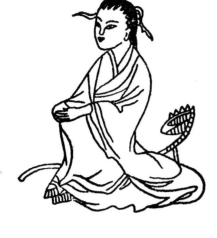

何仙姑久久登天势

【功法】侧坐，两手分别抱膝齐胸，左右足交替向前蹬、手抱膝往后搬各九次，运气二十四口。

【主治】阑尾炎、腹痛。

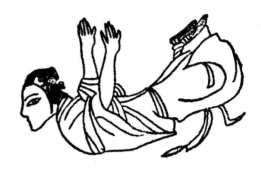

白玉蟾虎扑食形

【功法】肚腹着地，两手两脚用力朝上举，运气十二口，手脚左右摆动十五次。然后自然坐稳，定气，行功十四口。

【主治】阑尾炎。

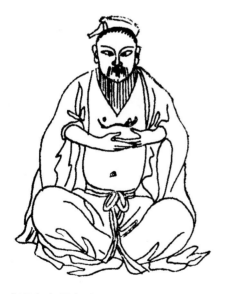

陈泥丸拿风窝法

【功法】端坐，双手抱耳连后脑，运气十二口，合掌十二次。

【主治】混脑头风。

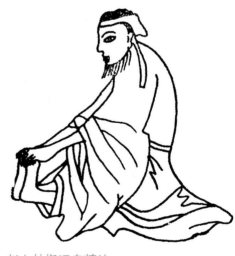

赵上灶搬运息精法

【功法】侧坐，用双手搬两脚心，先用左手搬左脚底，右手搓左脚心至极热，行功运气九口。然后右手搬右脚底，左手搓右脚心至热，行功运气同前。

【主治】夜梦遗精。

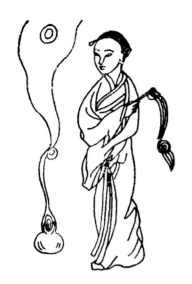

麻姑摩疾诀

　　【功法】立定，左边气脉不通，右手行功，意引在左；右边气脉不通，左手行功，意引在右，各运气五口。

　　【主治】气脉不通。

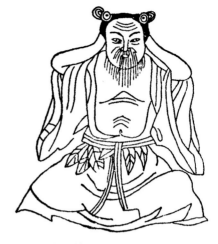

汉钟离鸣天鼓法

　　【功法】端坐，闭气，用双手掩耳，四指在脑后，食指迭在中指上，用力滑下食指重弹天鼓（头），如击鼓之声。然后叩齿三十六遍。

　　【主治】头昏、咬牙。

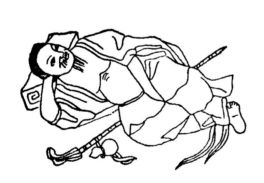

虚静天师睡功

　　【功法】右侧卧，右脚在下踡曲，左腿在上伸直。右手枕头，左手握固阴处，行功存想，运气二十四口。

　　【主治】梦中泄精。

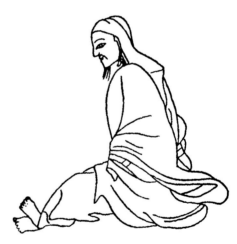

李栖蟾散精法

　　【功法】端坐，收起两手，搓摩两脚心令热，施功运气，左右各三十口。

　　【主治】精滑梦遗。

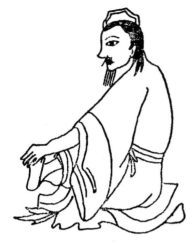

薛道光摩踵形

【功法】端坐，两脚前伸，左手扳住足趾，右手擦脚心令热，运气二十四口。再以左手擦右脚心热，行功如左。

【主治】元精不足。

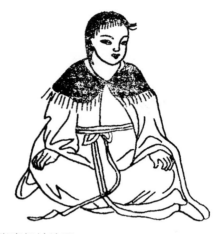

张真奴神注图

【功法】端坐，两手按膝，用意在中，神注中丹田。右视，引气由左上提，运气十二口；左视，引气由右上提，运气十二口。

【主治】心虚疼痛。

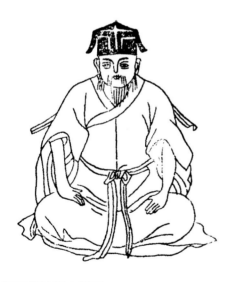

张果老抽添火候图

【功法】正坐，两手先摩热脐轮，然后分按两膝，闭口静坐，候气定为度，运气九口。

【主治】三焦血热上攻、眼目昏暗。

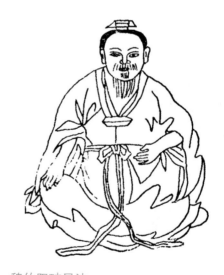

魏伯阳破风法

【功法】端坐，左手握拳拄左胁部，右手舒掌按膝。存想，运气于病处，运气六口。右亦如左。

【主治】年久瘫痪。

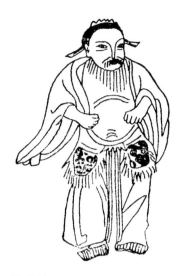

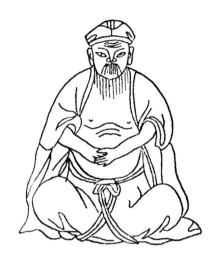

王玉阳散痛法

　　【功法】正身立定，左脚向前，右脚向后，两手握拳拄肚腹上，运气二十四口。左右行功相同。

　　【主治】时气遍身作痛。

石杏林暖丹田诀

　　【功法】端坐，两手相搓摩至极热，再捂脐丹田行功，运气四十九口。

　　【主治】小肠气冷痛。

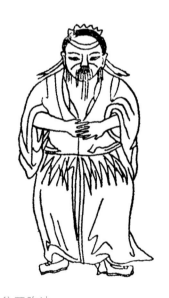

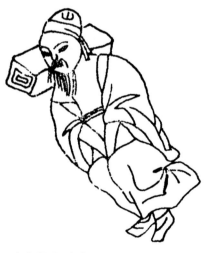

葛仙翁开胸诀

　　【功法】八字立定，将两手相叉，向胸前左右往来摩擦，不计遍数，运气二十四口。

　　【主治】胸膛痞闷。

陈自得大睡功

　　【功法】侧卧，踡起两腿，两手擦摩极热，抱住外生殖器，运气二十四口。

　　【主治】四时伤寒。

◆ 延年九转法

延年九转法由清代方开编录。其曾著《摩腹运气图考》，后经白颜伟绘图列说，改名《延年九转法》。此书列九图，示九种导引动作，认为阴阳乃生化之机，阴阳失和，宜用导引法治之。清光绪年间周述官在《增演易筋洗髓内功图说》卷十六也有载录，称为"操腹九冲法"，图文并茂。

延年九转法

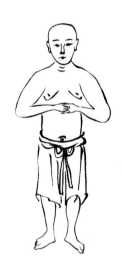

第一转

用两手中三指按心窝部，从左顺时针圆转摩动二十一圈。

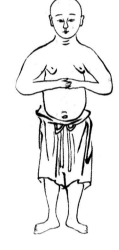

第二转

用两手中三指从心窝向下摩动至耻骨处。

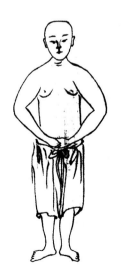

第三转

用两手中三指从耻骨处向两边分摩，并沿肚脐两侧向上摩动，边揉边移动，直至心窝两手汇合为止。

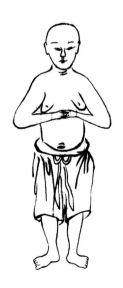

第四转

用两手中三指从心窝向下直推至耻骨处，往返二十一次。

第六转

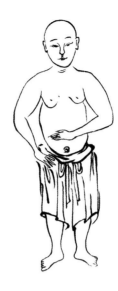

以肚脐为中心，用左手从右顺时针绕摩脐腹二十一圈。

第五转

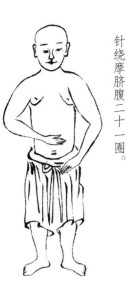

以肚脐为中心，用右手从左顺时针绕摩脐腹二十一圈。

第八转

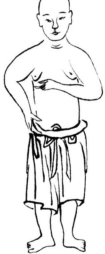

右手拇指向前，四指托后，轻轻捏定右腰部，用左手中三指从右乳下直推到大腿根部，反复做二十一次。

第七转

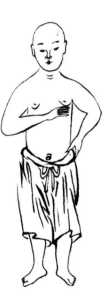

左手拇指向前，四指托后，轻轻捏定左腰部，用右手中三指从左乳下直推到大腿根部，反复做二十一次。

第九转

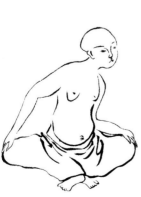

摩腹完毕后，两腿盘坐，两手拇指押膝旁，四指握拳分按于两膝上，两足十趾稍稍钩曲，将上身自左转前，向右归后，反复摇转二十一次。又照前自右向左反复摇转二十一次。摇转要求：向左应将胸肩摇出左膝，向前向右应摇转右膝，向后应弓腰后撤。摇动时要缓缓而行，放松自如。

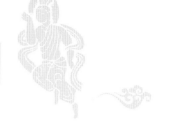

按摩功法图解

◆ 天竺国按摩法

天竺国按摩法始载于唐代孙思邈的《备急千金要方》中。据说此法是古印度"婆罗门法"，一套共十八势。孙思邈指出，老年人如果每天能依法锻炼三遍，"一月后，百病除，行及奔马，补益延年，能食，眼明，轻捷，不复疲乏"。

天竺国按摩法

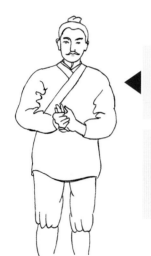

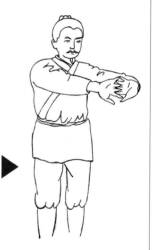

1.两手相捉，如洗手一样相互转动摩擦。

2.两手浅浅地相互交叉，掌心向前推出，再反转掌心向胸收回。如此反复推出、收回。

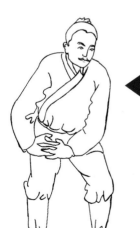

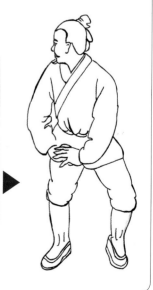

3.两手相交叉，共同按压大腿部，左右相同。

4.两手相互重叠，按压大腿部。然后慢慢扭转上体，左右相同。

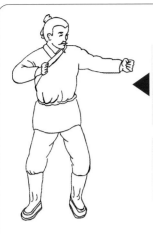

5.两手如挽弓之状，一手持弓在前，一手挽弦在后，用暗劲拉，左右相同。

6.两手握拳，交替向前捶击，左右相同。

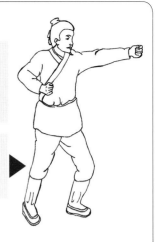

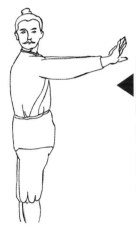

7.两手向侧面如推石状，左右相同。

8.两手握拳，一手捶胸，一手后甩。此为开胸法，左右相同。

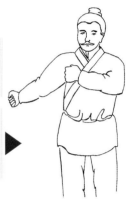

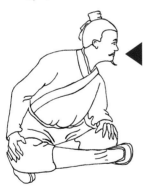

9.两腿自然交叉，稳坐在地，斜倾上体，如排山状偏倚，左右相同。

10.两手抱住头顶，向左右大腿俯转，这是抽脑法。

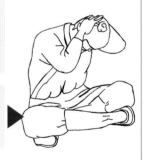

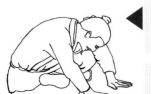

11.两手按地，上体俯前，缩身曲脊，两手向上举三次。

12.用手反捶背上，左右相同。

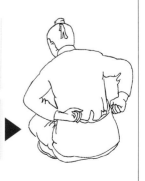

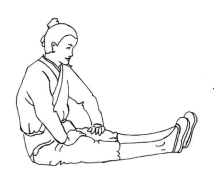

13.稳坐在地，向前伸两脚，一脚暗劲向前伸掣，左右交替进行。

14.两手趴地，头向后上方转，睁眼如虎视一样猛瞪。左右相同。

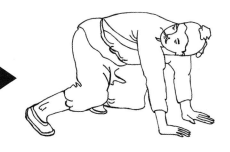

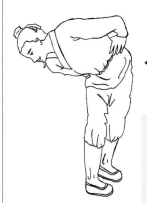

15.正身站立，分别向左、右侧后下方转动，复原。各做三次。

16.两手迅速相交叉，一脚踏在两手心上，手与脚力争。左右相同。

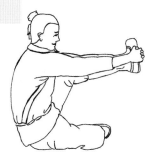

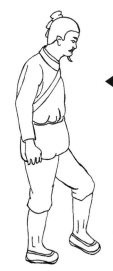

17.起立，两脚交替前后踏步。

18.稳坐在地，伸两脚，用左手勾住左脚并置于右膝上，右手捉住右脚放在左膝上，然后两手按于膝上。

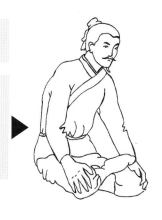

◆ 老子按摩法

老子按摩法始载于唐代孙思邈所编撰的《备急千金要方·养性·按摩法》中。明高濂《遵生八笺》也载有老子按摩法，但易名为"太上混元按摩法"。

老子按摩法

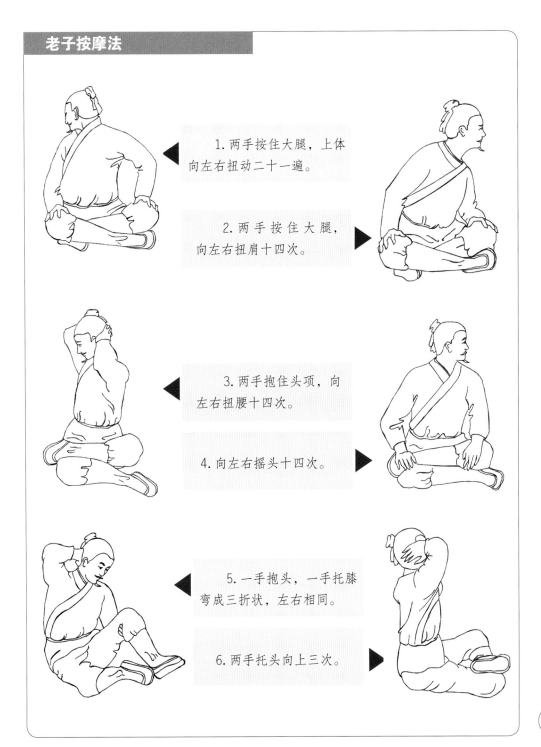

1. 两手按住大腿，上体向左右扭动二十一遍。

2. 两手按住大腿，向左右扭肩十四次。

3. 两手抱住头项，向左右扭腰十四次。

4. 向左右摇头十四次。

5. 一手抱头，一手托膝弯成三折状，左右相同。

6. 两手托头向上三次。

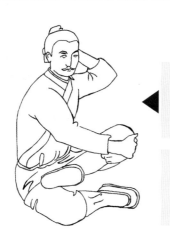

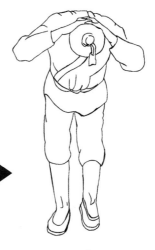

7.一手托住头项，一手托住膝外侧，并由下向上扳三次，左右相同。

8.两手扳头向下俯三次，然后顿足。

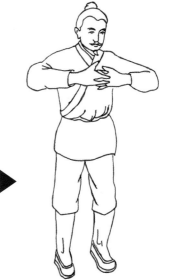

9.两手相捉，一手引另一手从头上过，左右各三次。

10.两手相交叉，掌心向胸，收回，然后反转掌心向前推出，如此推出、挽回各三次。接着，掌心向胸，连续收回三次。

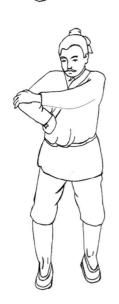

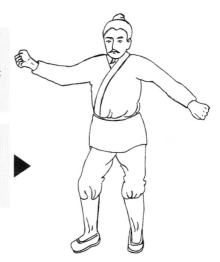

11.右手曲腕，捶肋，左手挽引右肘，两手交换动作，各做三次。

12.两手先由左右两侧往中间挽引，然后由前后向身体拔牵，各做三次。

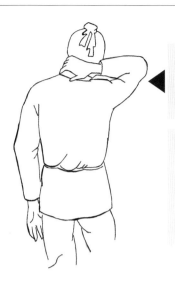

13. 伸开手指，挽引头项（颈部），向左、右侧各三遍。

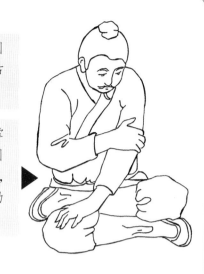

14. 翻转左手，掌心按右膝上；右手挽引左肘，然后按在左手上，两手相叠。左右交换动作，各做三次。

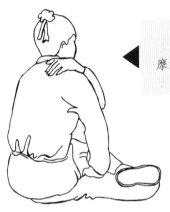

15. 左手由上而下按摩右肩，左右相同。

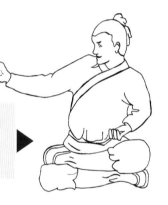

16. 两手握虚拳，向前捶击三次。

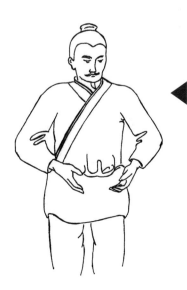

17. 两手掌心向外振动三次，向内振动三次，向下振动三次。

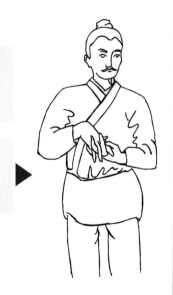

18. 两手相交叉，来回搅动腕关节，左右各七次。

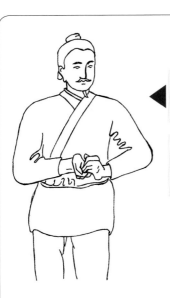

19.摩擦、扭动十指三次。

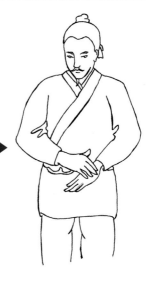

20.两手翻掌,正反摇动三遍。

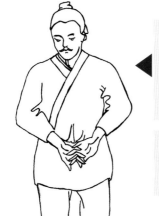

21.两手反交叉,上下运动使两肘扭动,做多次。单独练习,做十次呼吸的时间即可。

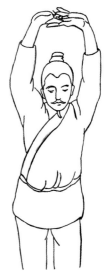

22.两手相交叉,向上耸伸三次,向下顿按三次。

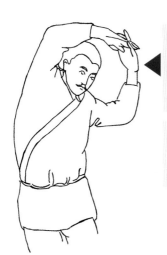

23.两手相交叉从头上过,向左右分别牵引伸肋十次。

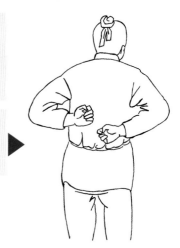

24.两手握拳,反捶脊背上下各三次。

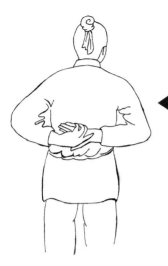

25.两手于背上相捉，
上下往来推脊三遍。

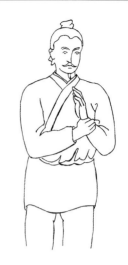

26.手掌按搦腕内，
向外振动三次。

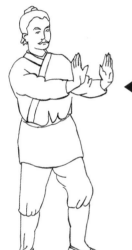

27.两掌向前推三次。

28.掌心向下，两手相交
叉成横位，向下按三次。

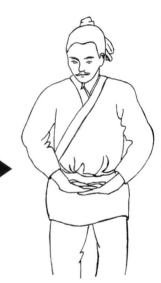

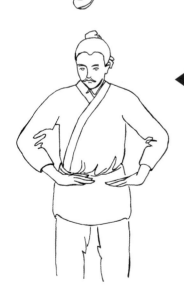

29.两手掌心向下，
横向对直，向上耸举三次。
如有手患冷病，可以从上
到下拍打身体，手得热，
病便除。

30.伸左脚，右手托在
左膝弯，左手从上而下推
捺下肢三次。右手推脚如
左手三次。

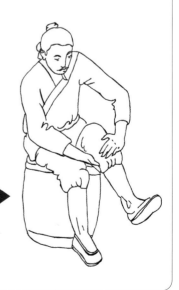

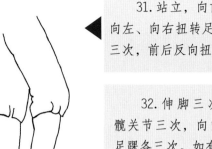

31.站立，向前、向后、向左、向右扭转足踝关节各三次，前后反向扭足三次。

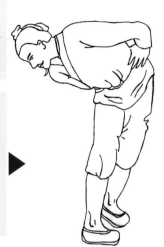

32.伸脚三次，转动髋关节三次，向内外转动足踝各三次。如有脚冷者，用手搓热便除。扭动髋关节时，用意念注之。顿脚三次，再伸脚三次。

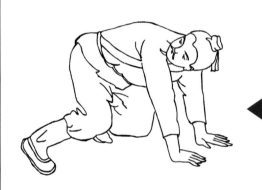

33.如虎踞地，头向左右肩回顾，各三次。

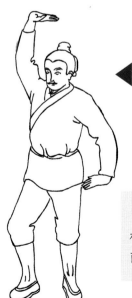

34.一手托天，一手按地，左右交替，各做三次。

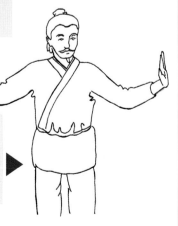

35.两手向左右如排山一样外推，做三次。背如负山，两手如拔树一样牵引三次。

◆ 十二度按摩图

十二度按摩图载于清代无名氏的《按摩导引养生秘法》。全书共有十二幅彩色水墨按摩导引图，非常珍贵。

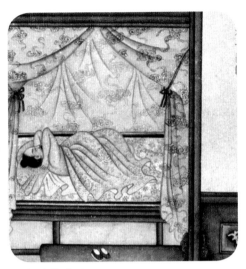

1. 宁肺伏火法

　　侧身而卧，以两手挽颈项，团起两腿过腹下。守此式而卧，能伏心火。心火不上于肺经，则精气神安位，而劳嗽自愈

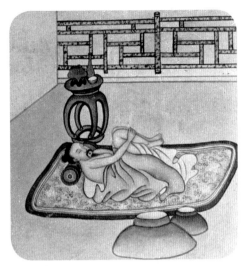

2. 壮精神法

　　仰卧，以两手抱膝，左右竭力而举。守此式而卧，能生力助精兼种子，却病益寿延年

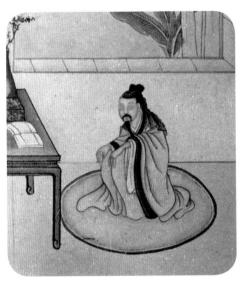

3. 运气法

　　蹲坐，两手扳两膝，左右竭力向后掣。等三焦厥阴气鸣，从小便中出，自得仙道

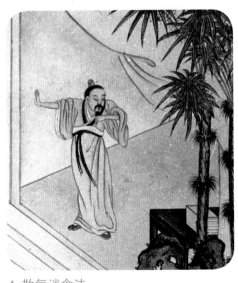

4. 散气消食法

　　平立，左右两手交替做挽满弓之势。片时，闭息，叩齿，至气足而止。有助于气滞停食

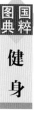

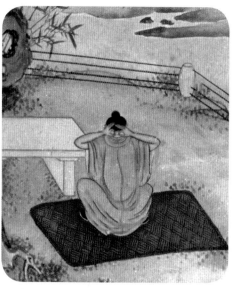

5. 鸣天鼓法

蹲踞，两手掩耳，指弹脑后四十九次，叩齿四十九声。能治外感风邪或肝风胃火所致的头晕目眩

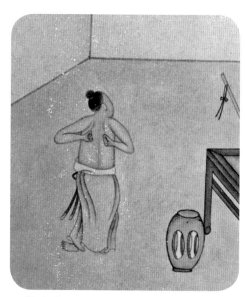

6. 散毒法

正立，转头，向左右牵引，两拳反后捶背四十五次，然后叩齿四十五次。能消散血中邪毒所致的痈疽或痈疽将生

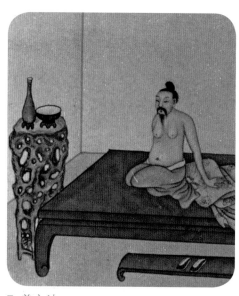

7. 养心法

屏息，跪足，默坐，两手向后按地，两目虎视，绝非理之思，自然清心寡欲。此乃养心得仙道之法，对于稳定心神效果很好

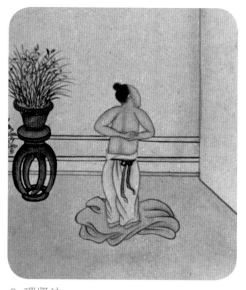

8. 理肾法

正立，用左右两手按摩后腰肾门，徐徐而作，直至如火炙一样热，然后用一节手指拄按在疼痛部位，并运气至痛处。遂止腰痛，兼理疝气

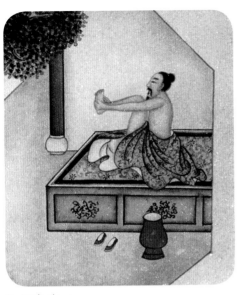

9. 运血法

　　屈腿而坐，伸两手扳一足，左右极
力而举，放而复收，使四肢汗出为效。
此时自然气血调和，湿痛症就可痊愈

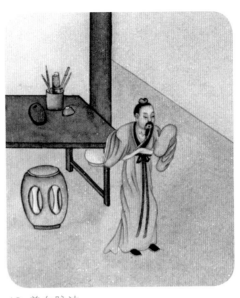

10. 养血脉法

　　平立，缓缓而行，左右两手曲肘举起，
两足左右交替踏步。片时，叩齿，待津
液满口后咽下为效。主养血脉，燥湿运脾，
治疗手足痹瘘、麻木等痹症

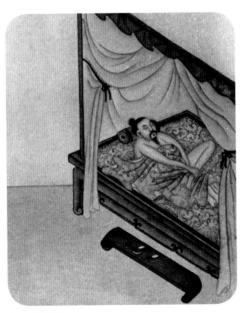

11. 保真法

　　仰身而卧，右手扳左足，左手按外
肾（外生殖器）。守此式而卧，能固其
真气，返老还童

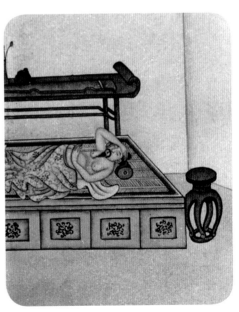

12. 理胃法

　　仰卧，举一手按额，一手按腹。
守此式而卧，能治风寒犯胃引起的呕
吐、泄泻

◆ 擦面美颜诀

擦面美颜诀图文见于清代徐文弼编撰的《寿世传真》卷一。这是一种通过自我按摩面部从而达到美容效果的保健方法。下图为据徐氏《寿世传真》乾隆四十年（1775）刻本所绘图重印的版本。

擦面美颜诀

1. 每日睡醒之时，慢慢睁开眼睛，先将两手拇指背相合摩擦极热，然后分别用指背揩擦左右眼皮，各九次。闭上双眼，暗用眼珠轮转，向左转九次，再向右转九次。紧闭片刻，然后睁开双眼，明用眼珠向左右各九转。如此可祛除风热，永无目疾。

2. 再将拇指背摩擦极热，趁热迅速擦揩鼻上，一上一下，共三十六次。长期如此有润肺之效。

3. 再将两拇指末关节按两眼外角边小穴中，各三十六次。然后，如法按两眼近鼻两角处，各三十六次。长期如此能明目，提高视力。

4. 合两掌，摩擦极热，以热掌分别自上而下顺揩面部九十次，要求整个面部高低各处都要摩到。再舔舌上津液于掌，仍摩擦稍热，复擦面上九十次。长期如此能令容颜有光泽，不生黑皱。

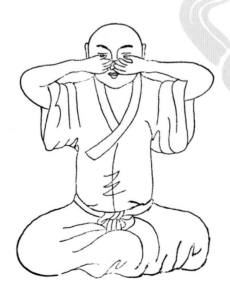

气功功法图解

◆ 内功图

内功图载于清代徐文弼编撰的《寿世传真》卷二"修养宜内联功"，且说："今择其无损有益，随人随时随地皆可行者，惟调息及黄河逆流二诀，功简而易，效神而奇，止在息心静气，自堪却疾延年。"黄河逆流即本书所载内功法，也即道家之"小周天"功法。下图为据徐氏《寿世传真》所绘制的"内功"图摹绘的。

内功图

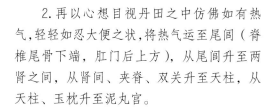

1. 每天夜半或中午两时,先使心静神闲,然后宽衣解带,盘足而坐,平直其身,两手握固,闭目合口,集中意念,两目内视,叩齿三十六声,以舌抵上腭,等津生时,鼓漱满口,汩汩然有声地咽下。以目内视,意送津液直达脐下一寸三分丹田之中。

2. 再以心想目视丹田之中仿佛如有热气,轻轻如忍大便之状,将热气运至尾闾(脊椎尾骨下端,肛门后上方),从尾闾升至两肾之间,从肾间、夹脊、双关升至天柱,从天柱、玉枕升至泥丸宫。

3. 少停,即以舌抵上腭,复从神庭降下鹊桥、重楼、绛宫、黄庭、气穴(脐轮)、下丹田。略定一定,复用前法,连行三次。然后,调息、叩齿、咽津。静坐片时,两手拇指背擦热拭目,慢慢睁开眼睛,按摩固身,收功。

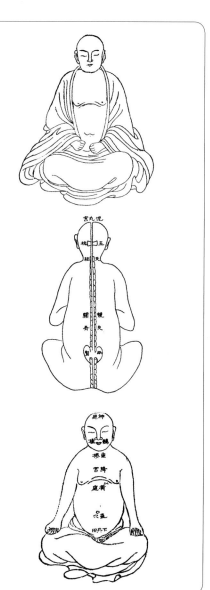

◆ 调气炼外丹图

调气炼外丹图载于清代坦夫所编撰的《调气炼外丹图式》中。该书介绍了三套调气功法，共二十二式，每式皆有彩绘图画和图说。

外丹功法是古老气功的一种，它将"吐"与"纳"的自然呼吸作用的方式与肢体动作相配合，以蠕颤、弹抖功法来培养先天之气的修炼，使气能顺畅通流全身脏腑和经脉血路，气顺则阴阳平衡，血液流通顺畅，符合中医养生之道。常练外丹功法能够延续本身生命磁场，达到强身健体、延年益寿的目的。

调气炼外丹图（第一套）

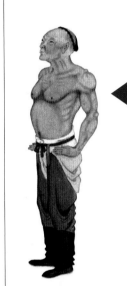

第一式

面向东立，头微仰，目微上视，两足与肩齐，脚站平不可前后参差，两臂垂下，两肘微曲，两掌下按，十指朝前，从一默数到四十九。每数一个数，十指往上跷，两掌往下按，数四十九个数，即四十九次跷按。

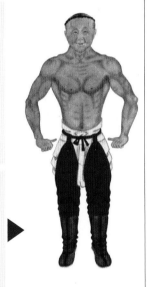

第二式

接前式，即将八指收为拳，掌背向前，两拇指朝身，每数一个数，捏拳一紧，两拇指跷一跷，默数四十九个数，即紧跷四十九次。

第三式

接前式，将大拇指叠在中指中节上为拳，趁势往下一拧，使微曲之肘伸直。虎口朝前，每数一个数，拳加一紧。

第四式

接前式，将两臂平抬起，伸向前，拳心相对，相距尺许，拳与肩平，两肘微曲，默数四十九个数，拳加四十九紧。

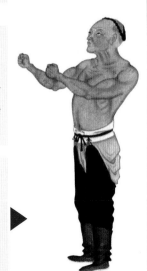

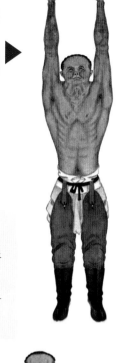

第五式

接前式，将两臂直竖起，拳心相对，虎口朝后，头向后仰，两拳不可相贴，也不可离得太远，数四十九个数。每数一个数，拳加一紧。

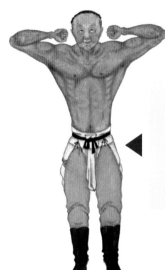

第六式

接前式，往下收两拳，使拳对两耳，离耳寸许。肘与肩平，虎口朝肩，拳心朝前，每数一个数，肘尖往后用力，拳加一紧。

第七式

接前式，身微前合，以脚跟离地为度，趁势将两臂伸直，与肩平，虎口朝上，每数一个数，拳加一紧。

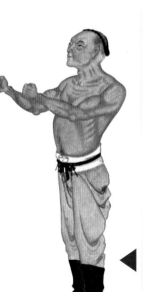

第八式

接前式，将两臂平转向前，与第四式同。但此双拳相近，每数一个数，拳加一紧。

第九式

接前式，将两拳收回，向胸前乳上一抬，即翻拳，拳心向前，往上抬起拳背对鼻尖，两拳相离一二分许，头往后仰。默数四十九个数，每数一个数，拳加一紧。

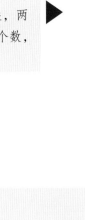

第十式

接前式，将双拳分摔开，肘与肩平。肘尖往后用力，两小臂直竖起，拳心向前，虎口遥对两耳，默数四十九个数。每数一个数，拳加一紧。

第十一式

接前式，将两拳翻转向下至肚脐，两食指的大节与脐相距一二分，默数四十九个数，每数一个数，拳加一紧。数毕，吞气一口，随津以意送至丹田。如此吞气三口。

第十二式

吞气三口后，不用数数。将双拳松开，两手垂下于身侧。然后，手心向前，往上端，与肩平。脚跟微起，以助上端之力，如此三端，俱如平端重物之用力也。再将两手握拳，举起过顶，同时用力摔下，如此三次。先左足后右足各蹬三次。最后，静坐片时以养气。

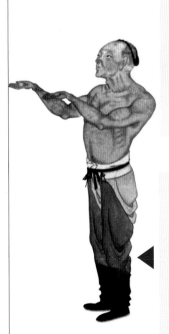

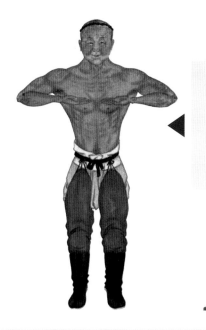

第一式

接第一套第十一式，吞气三口后，将拳伸开，手心翻向上，端至乳上寸许，十指尖相离二三寸许，默数四十九个数，每数一个数，手心翻平，想气贯十指尖。

第二式

接前式，将两手分开，胸微向前合些，每数一个数手掌手指想往后往上端，共数四十九个数。

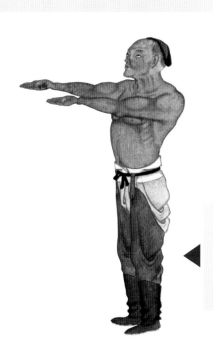

第三式

接前式，两臂平转向前，每数一个数，常想气往十指尖上贯，手掌朝上微端。

博大精深的传统健身术

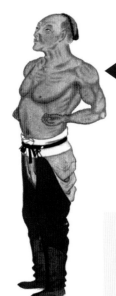

第四式

接前式，两手为拳，撤回，拳心朝上，拳背朝下，两肘尖过身后。每数一个数，拳加一紧。臂不可贴身，也不可远离。

第五式

接前式，将两拳伸开，十指朝上，手掌向前做推物状，以伸臂将直为度。每数一个数，掌往前推，指尖往后用力。数四十九个数。然后，接做第一套第十一、十二式，收功。

调气炼外丹图（第三套）

第一式

接第一套第十一式吞气后，将拳伸开，手心朝下，两手抬起至胸前乳上，趁势两膝往下一蹲，脚尖略分开些，脚跟离地二三分，两手指离二三寸，每数一个数，两脚尖想往后用力，想气贯十指尖。

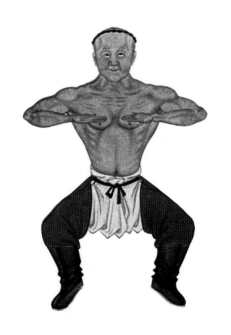

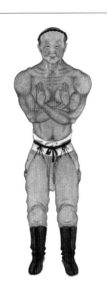

第二式

接前式，将身一起，趁势右手在内，左手在外，右手掌向左推，左手掌向右推，每数一个数，右手掌向左用力，指尖往右用力，左手掌向右用力，指尖往左用力。共数四十九个数。

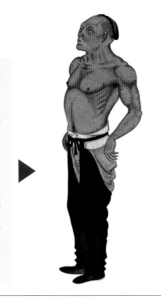

第三式

接前式，将两手分开，两臂与肩平，手心朝下，胸往前后，每数一个数，两手往上、往后用力。

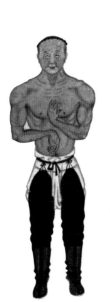

第四式

接前式，左手连臂在上，右手连臂在下，左手背朝右，右手背朝左，两手连臂皆曲回，每数一个数，想气贯十指尖为度。两臂不可贴身。共数四十九个数。

第五式

接前式，两臂垂下，手心翻转向后，肘曲，十指尖亦曲，每数一个数，想气贯至十指尖为度。共数四十九个数。然后，像第一套第十一、十二式那样，吞气平端摔手蹬足。最后，面东静坐片刻，不可用力说话。

如要贯气上顶，须在十五天后，行功至第三套一蹲之式（第一式）时，眼往上瞪，牙关咬紧，将头左右扭三次，用意念贯气上顶，则自上顶。至六十天后，将气用意念贯入下部，则下部上力也。

◆ 服气祛病图

服气祛病图原载于清代无名氏所著的《服气祛病图说》。此套功法共有

六十四式，简单易学，坚持习练可祛病延年。书中提出：病在脏腑则服药可以疗治，病在筋络则服药不能旁通。欲使筋络贯舒，血气无滞，则可行此功。

第一部分 平和架

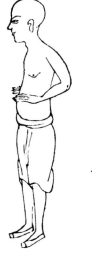

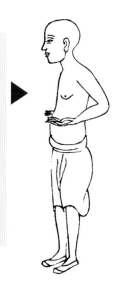

骑马一式

平身正立，两足分开，与肩等宽。两手掌心向上，平摊，与腰相平，但不触及腰身。

骑马二式

接上式动作，两手翻转，手背朝上，仍与腰平。

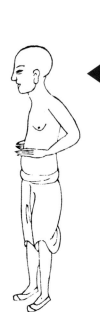

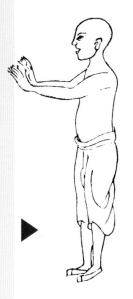

骑马三式

接上式动作，两手分别在腰旁平摩，如摩顶一样做顺时针摩圆圈一次。

骑马四式

接上式动作，两手向前平推，手心向前，十指朝上，两臂与肩等宽，与胸乳等高。吞气一口，略定，约三次呼吸的时间。吞气时，须正立，平视，将口张大，微吸吞下，如喝茶水的样子。吞气要自然。初吞无声，久则有声，可以直吞至丹田，引火归原。

国粹
图典

健身

望月一式

　　左足向左横跨一步，左膝弯曲，左脚斜向左前方；右腿伸直，右脚直朝正前方。左手又按在大腿上，大拇指朝后。右手从腰侧上举至耳后绕下，五指捏拢，指尖向后作雕手。

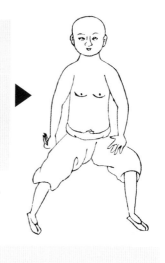

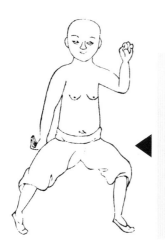

望月二式

　　接上式动作，举起左手，与眼齐平。五指虚握，大指与小指对，食指与无名指对，中指微昂，手心中空，可容纳一个茶碗盖。转头目视左手拳至肘部，转向正前方，吞气一口如前法，又转颈，目视左手拇指与食指之间。

　　右侧与上述左侧动作相同，方向相反。左右各三次，共吞气六口。

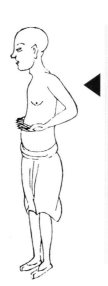

舒气一式

　　此式与骑马一式相似，两手仰掌平摊。

舒气二式

　　接上式动作，两掌反转，向前直推出去，与骑马四式相似，但不吞气。

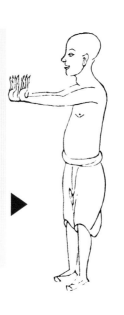

健身

图国
典粹

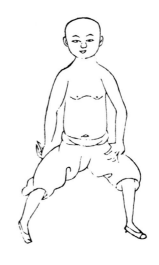

武功头一式

此式与望月一式相同。

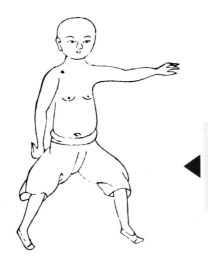

武功头二式一

接上式动作,将叉在腿上的左手抬起,向左侧伸直,手心朝下。

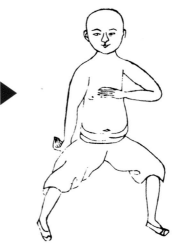

武功头二式二

接上式动作,随势将左手收回胸前,与胸平。再伸直,再收回,来回两次。

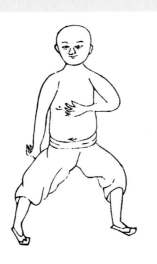

武功头二式三

接上式动作,将平胸之手一转,使掌心对胸,吞气一口。

154

武功头二式四

接上式动作，再转左手，使掌心向下，掌成拱形，中指最高。转头，双目左视。

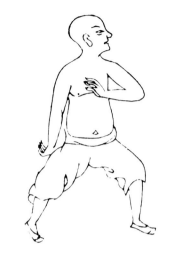

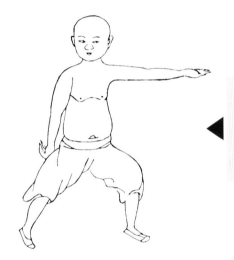

武功头三式一

接上式动作，将胸前左手移举耳后，仰掌，向左伸出。

武功头三式二

接上式动作，顺势将左手由耳后收回，握拳平胸，手背向上，吞气一口。转头，左视。右亦相同。左右各三次，共吞气十八口。

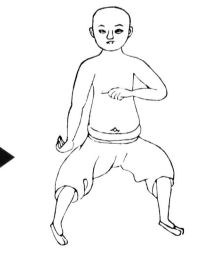

第三部分 巡手式

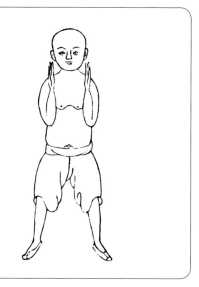

巡手式

　　平身正立，两足分开，相离一尺五寸左右。两臂向前平伸，两手前臂向上直竖，五指散开，两掌相对。

第四部分 玉带式

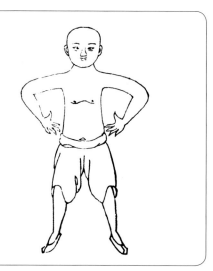

玉带式

　　接上式动作，两掌分开，从耳后缓缓下按，推至腰间，约与脐平。十指尖两边遥对，如叉腰状，约离身三寸许。吞气一口。

第五部分 垂腰式

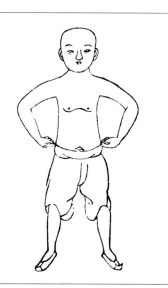

垂腰式

　　接上式动作，将两手握拳对腰，手背朝下。正面吞气一口。

第六部分 提袍式

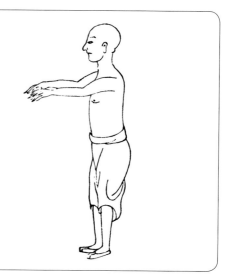

提袍式

接上式动作，两拳松开，由胁下转出，即覆掌，手心朝下，向前平伸，缓缓如提物的样子。正面吞气一口。

第七部分 幞头式

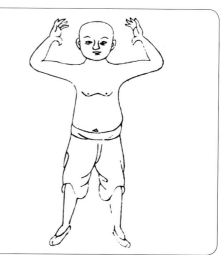

幞头式

接上式动作，将两手向左右平分开，收回胁下，转出头上，两手与头相离七八寸，掌背朝外，十指散开，指尖斜对，大拇指尖垂下，与目相平。

第八部分 搔面式

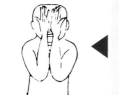

搔面一式

接上式动作，两手掌向前一并，一起支住颔颏下，然后掌心朝面，两小指相靠，两前臂相靠，随势上伸过额。

搔面二式

接上式动作，两手十指一边下移，一边逐渐变钩握拳，住颔颏下。再将十指散开，两大拇指相并，伸手过额。改两小指相并，十指变钩握拳，仍住颔颏下，腕肘俱要贴紧。

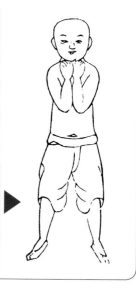

第九部分 朝笏式

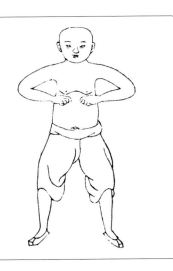

朝笏式

接上式动作，两臂拉开，与肩相平。两手前臂与胳膊圈成圆，如抱物在手。手背朝上，两拳遥对，相离一尺八九寸。正面吞气一口。

第十部分 偏提式

偏提一式

立式，左足向左前方跨出一步，侧身斜立，左膝屈曲，右腿伸直，成左弓步。两手十指相叉，用力上举过顶。

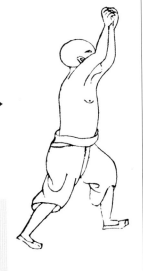

偏提二式

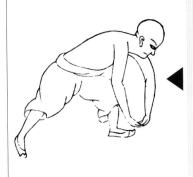

接上式动作，徐徐弯腰，如鞠躬状，至脚背，然后反掌，掌心朝下按。再恢复双手抱合，上提，至膝与下颏之间，用力一摔，身腰随后挺直。

偏提三式

接上式动作，两手分开，由耳后一绕，握拳，曲肘，两手作圈式。两拳遥对，相离一尺八九寸。手背朝上，吞气一口。右亦相同。左右各三次，共吞气六口。

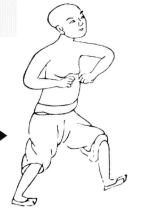

第十一部分 正提式

正提一式

两脚立正，分开约一尺五六寸，两手十指相交，上举过顶。

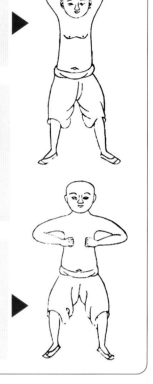

正提二式

接上式动作，徐徐弯腰，如作揖状，两手至地，遂反掌下按。再还原，两手合拱提起，约与腰平，用力往下一摔，腰身遂直。

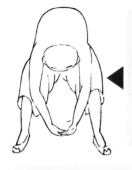

正提三式

接上式动作，将两手分开，由耳后一绕，握拳，曲肘，两臂肘如抱物形成一圆圈。两拳相离一尺八九寸。正面吞气一口。重复做正提一、二、三式三次，共正面吞气三次。

第十二部分 薛公站式

薛公站一式

接上式动作，松拳，十指伸直，提手向上从耳后绕下，平乳而止，掌心朝下。

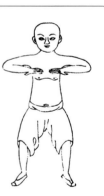

薛公站二式

接上式动作，两手自胸前缓缓下按至脐。注意由平乳至平脐位置，一气顺下，不要停留，至平脐时方暂停。

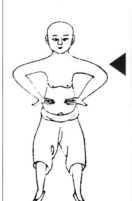

薛公站三式

接上式动作，两手一转，从胁下绕出，仰掌平托向上，与两肩齐，手要端正，各离头顶四五寸。仰掌时，四指伸开向肩后，拇指在肩前，朝向内侧。

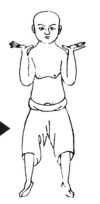

薛公站四式

接上式动作，转掌，四指向前，两手相并，两小指紧贴，掌心朝上，与下颏相平，腕肘贴紧。然后第一次仰掌，两小指相并，缓缓上托。

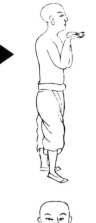

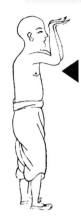

薛公站五式

接上式动作，双手上托过额。

薛公站六式

接上式动作，双手由原路返回，一边下移，一边将十指慢慢弯曲，握拳，与下颏相平。

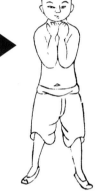

薛公站七式

接上式动作，松拳，仰掌，掌心朝上，两大拇指相挨。第二次仰掌，两大拇指相并上托。

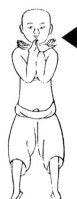

薛公站八式

接上式动作，仰掌上托过额。改两小指相并，顺势从额上往下抓、握拳，恢复与下颏相平。再松拳如第一式。仰掌，小指相并，仰托过额。

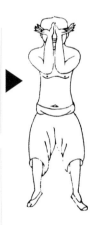

薛公站九式

接上式动作，将两小指相并，顺势由额而下抓握成拳，仍挂颏下。再松拳如一式。仰掌，小指相并，仰托过额。第三次仰掌，两小指相并，上托过额。

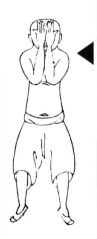

薛公站十式

接上式动作，顺势由额而下抓握成拳，平列于两胁前，曲肘，两手臂圈成圆，如抱物之状。两拳相距一尺八九寸。吞气一口。如此做三次，共吞气三口。

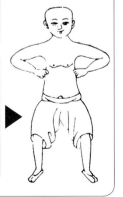

第十三部分 列肘式

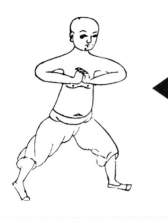

列肘一式

站立，左足往左跨一步，屈左膝，伸右腿，成左弓步。两肘间左右平举，右手握拳，左手抓住右拳，置胸前。

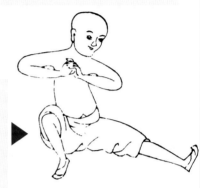

列肘二式

接上式动作，左臂肘向左一送，随即撤回，将身蹲下，左足伸直，右足弯膝。左手仍包抓右拳，右臂肘上抬。

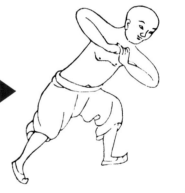

列肘三式

接上式动作，身体随势而起，左足屈膝，右腿伸直，上身向前探出，吞气一口。右臂肘随势上抬，目视左脚前六寸许处。右亦相同。左右各三次，共吞气六口。

第十四部分 伏膝式

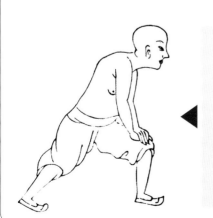

伏膝式

左足曲，右足直，成前后弓箭步。右手按在左腿上，约膝盖后二寸处。左手加于右手上，上体侧而前俯，面向左平视，吞气一口。背拱，项直。两目下视足尖前六寸处。右亦相同。左右各三次，共吞气六口。

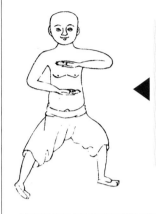

窝里炮一式

　　左足向左跨一步，左足曲膝，右足伸直。左手翻掌，掌心朝下，平胸口，大拇指在内侧；右手仰掌，掌心向上，平脐，大拇指在外侧。五指皆松开伸直。左右两手上下遥对。右亦如左。

窝里炮二式

　　接上式动作，两手分别顺势向左右横拉，握拳，左拳平左乳，约离八九寸，大拇指在内侧，拳心向下。右拳平右胁，约离寸许，大拇指在外侧，拳心向上。正面吞气一口，转头，左视。右亦相同。

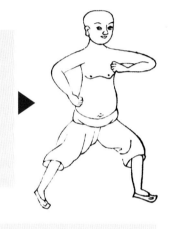

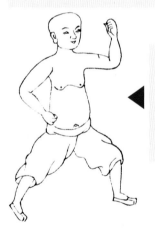

冲天炮

　　接上式动作，左拳松开，往下、外、上一绕，随即握拳，向上竖立，拳与额角平。正面吞气一口，转头，目视左手寸口。右亦如左。

穿心炮

　　接上式动作，左拳放开为掌，竖掌，掌心向右，由耳后一转，即握拳向左伸直，手背朝上，正面吞气一口，转头，左视。右侧动作与左侧相同，方向相反。

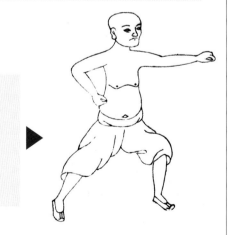

◎做上述窝里炮、冲天炮、穿心炮一套动作三遍，共吞气十八口。

冲天炮一式

左足向左跨一步，左足曲膝，右足伸直。右手拿带，左手由胁下一绕，握拳，左臂向左外平举，曲肘，小臂上竖，吞气一口。

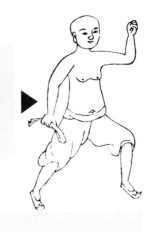

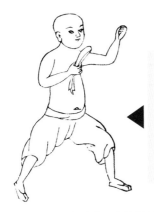

冲天炮二式

接上式动作，右手持带，自左胳膊、左曲肘紧密有序地打至左手心、左手指，约打十多下。注意打在左手内侧，每打时，须顺次打，不可逆打。如打时或有脱漏之处，不可补打。

穿心炮

左拳松开，从耳后一转，即握拳向左伸直，拳背朝上，吞气一口。右手拿带，从左臂、左肘外侧顺打至左手背、左手中指尖乃止。

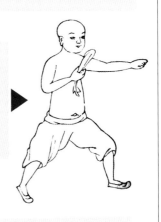

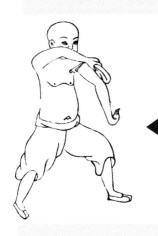

雕手

左手从耳后绕下，做雕手。吞气一口。右手拿带，从左腋下、左上肢下面顺打至小指侧为止。

小冲气炮

左手一转，即握拳上竖，作冲天炮式而稍低。吞气一口。右手拿带，由左肩胛起，沿左手上面顺打至左手大指侧为止。

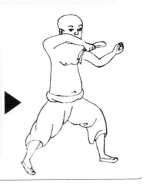

扛鼎一式

将左手从胁下一转，握拳，尽力上举直伸，拳心朝右，吞气一口。仰面，目视上举之拳。

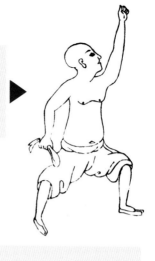

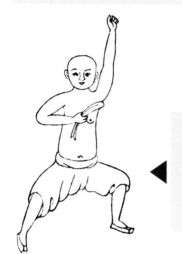

扛鼎二式

接上式动作，右手持带，从左肋、左胁起，顺打至小腹左侧，继续沿左腿、左膝、左小腿、左脚前面顺打至左脚趾而止。

盘肘

左拳松开，由耳后绕下，即曲肘、握拳、平胸，吞气一口。肘微抬起。右手持带，从左腋、左臂下起，斜打至左腰眼，沿左下肢外侧打至左外踝、左小趾而止。

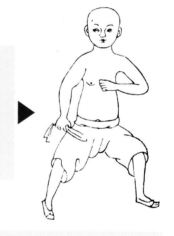

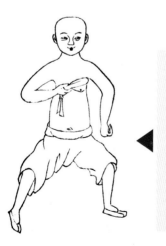

雕手

左拳松开，由耳后一转做雕手，吞气一口。右手拿带，从左锁骨下起顺打至左侧胁腹部，改为往横打，至肚腹右侧。换左手持带，由右横打至肚腹左侧。右手掩护外阴，左手持带，再从小腹左侧打起，沿左腿里面打至左脚趾。如腹中有病则多打几遍。

伏膝一式

左足向左跨一步，左膝屈曲，右腿伸直。右手拿带，按左腿中部，左手亦按在袋上。吞气一口。

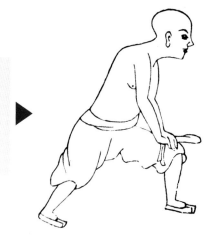

伏膝二式

接上式动作，两手持带，从头顶越过，反手打左脊背二十下，不可打着中间脊背。

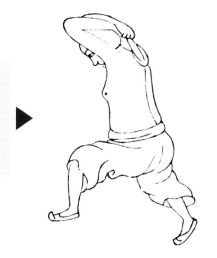

伏膝三式

接上式动作，左足伸直，右膝屈曲，成右弓步。右手叉在右大腿上，四指尖朝内。上体往右后斜倚，眼视左膝。左手持带，曲肘反手打左脊背，依次至左腰部。将左手一转，顺打左臀，沿左腿后面、腘部、小腿后面、左脚跟依次打遍。至此左足四面皆打完毕。接着打右手、右足，动作如打左手、左足。

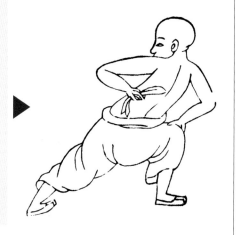

国粹图典 健身

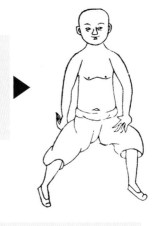

海底捞月一式

左膝曲,右腿直,成左弓步。左手叉在腿上,四指尖朝内。右手掌心朝后做雕手。

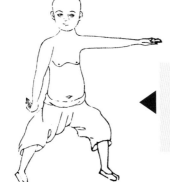

海底捞月二式

接上式动作,左手提起由耳后一转,仰掌向左伸出,手心向前。

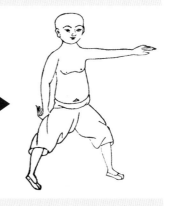

海底捞月三式

接上式动作,左手一转,手背朝上。

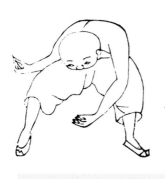

海底捞月四式

接上式动作,做捞月之状。头俯,腰弯,左手在下从左向右做捞月动作,随后腰身起立。

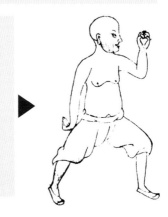

海底捞月五式

接上式动作,左手捞起,还原至左边,做望月姿势:左手举起与目相平,五指虚握,大指与小指对,食指与无名指对,中指微昂,手心中空,可容茶碗盖。吞气一口,目视左手大拇指与食指之间。右亦相同。左右各三次,共吞气六口。

参考资料：

李经纬.朱建平.中国传统健身养生图说.北京：中国书店，1990

赵友琴.医学五千年·中医部分.北京：原子能出版社，1990

浙江省当代国际问题研究会.中国古代养生长寿秘法.杭州：浙江科学技术出版社，1990

周学胜.中医基础理论图表解.北京：人民卫生出版社，2000

曲黎敏.黄帝内经·养生智慧.福建：鹭江出版社，2007

韩郸.历史名人的养生之道.北京：中国物资出版社，2007

国粹图典

健身